伴走《ばんそう》

～こころの隣に～
うつ病ドクター奮走記

北本心ノ診療所院長
精神科医
岡本浩之

はじめに　～伝えたいこと～

大学を卒業して医師になり、他の科を経験することなく、ずっと精神科で働いてきました。自分自身に向いている仕事だと思いますし、非常にやりがいを感じているのですが、まだまだ力が及ばないな、と感じることがあります。

診察室で患者さんが来るのを待ち、診察室内で得られる情報を基に診察をしています。そしてまた何週間か空けて次の診察をして、という繰り返しなのですが、「果たしてこれでどの程度患者さんのことを理解しているのかな?」「根本的な解決にはこれだけでは足りないな。」と感じています。

改善を求めて来院する患者さんの治療を診察室で行うことはもちろん大切なのですが、どれだけ丁寧に診察しても患者さん一人一人にかけられる時間は限られます。そして、当たり前ですが患者さんは大半の時間を診察室外で過ごしているのですから、私が診察室での限られた時間で話を聴いて想像する患者さんの生活と、実際の生活が大きく食い違う可能性もあります。

まだまだ精神科に行くことの敷居は高くて、心の不調を自覚しているけど「精神科に行くのは怖い。」「精神科医は何を考えているのか得体が知れない。」と受診をためらう方も多いのではないでしょうか。

私は、精神科医が診察室内にこもってばかりいても、心の病気は本当の意味では良くならないし、予防も出来ないと思っています。

診察室での診療も大事にしつつ、精神科医が外に出て、顔と名前、性格などがオープンになり、皆さんの日々の生活の近くにある存在となることが必要だと思っています。

そうすることで、心の病気について皆が身近に感じて理解が深まり、予防しよう、隠すことなく積極的に相談しようという社会に近づいていって、その先に大きな変化が起きるのではないでしょうか。

その第一歩として、精神科や精神科医がどういうものかを詳しく知って頂きたくてこの本を書きました。白衣を脱いで診察室を開けて外に出て、皆さんと一緒に広い公園に出て、シートを敷いて座ってリラックスしながら話をしている。そんなイメージで書いています。

また、心の病気や治療についての一般的な説明だけではなく、第2章では私の過去を詳しく振り返っています。精神科医が自分の過去を患者さんに話すことはあまりないので、「なぜ？」と不思議に思われる方も多いでしょう。これは、心の病気がどのようにして出来て、どのように変化していくのか、活きた症例を見て身近に感じて頂きたくて振り返りました。重い話もありますが、それだけで終わらず、この先の人生に希望を持てるような振り返り方をしています。

読者の皆さんも、「心の病気の勉強をしなきゃ。」と固くならず、楽な姿勢で読んで下さいね。

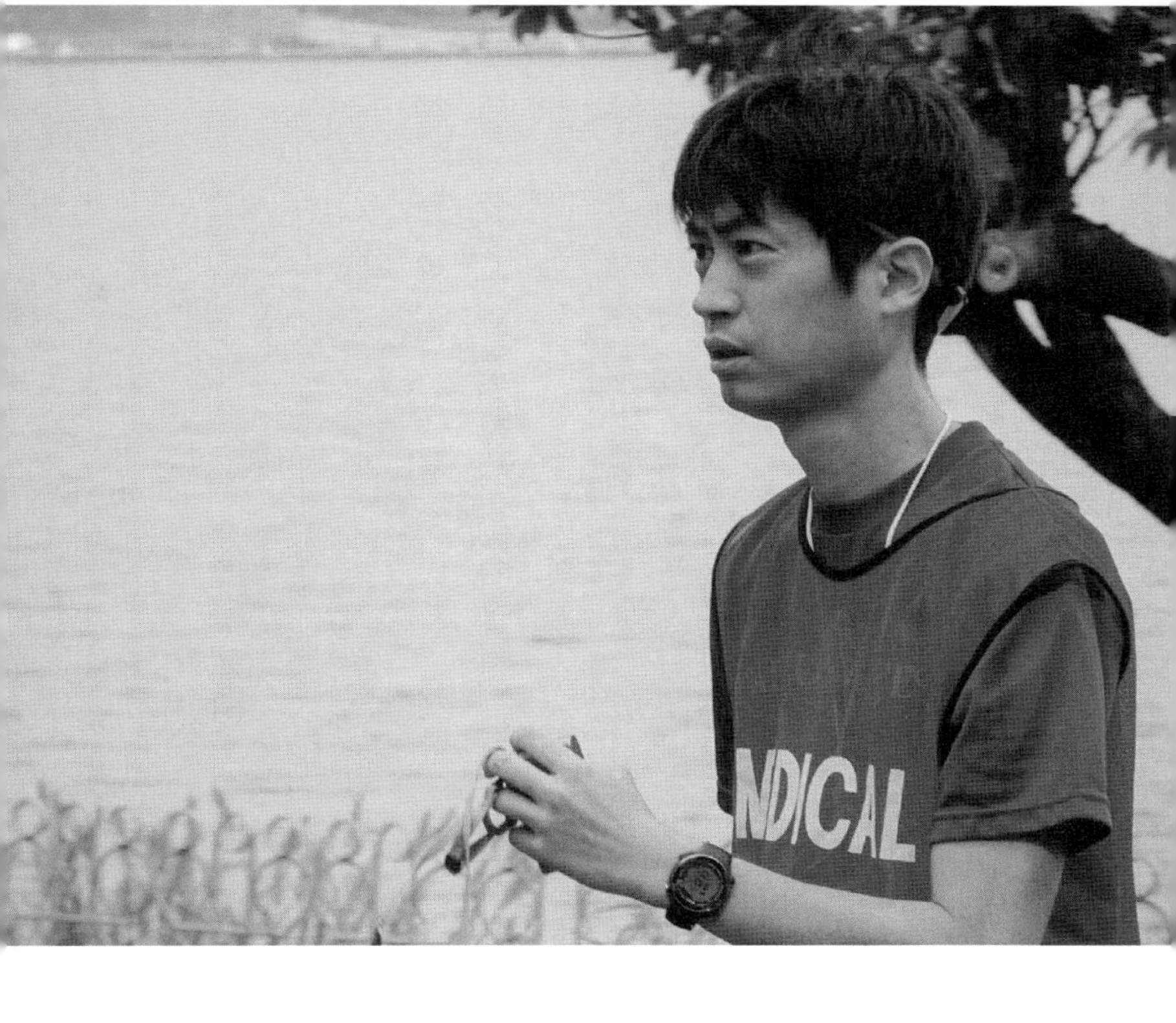
NDICAL

目次

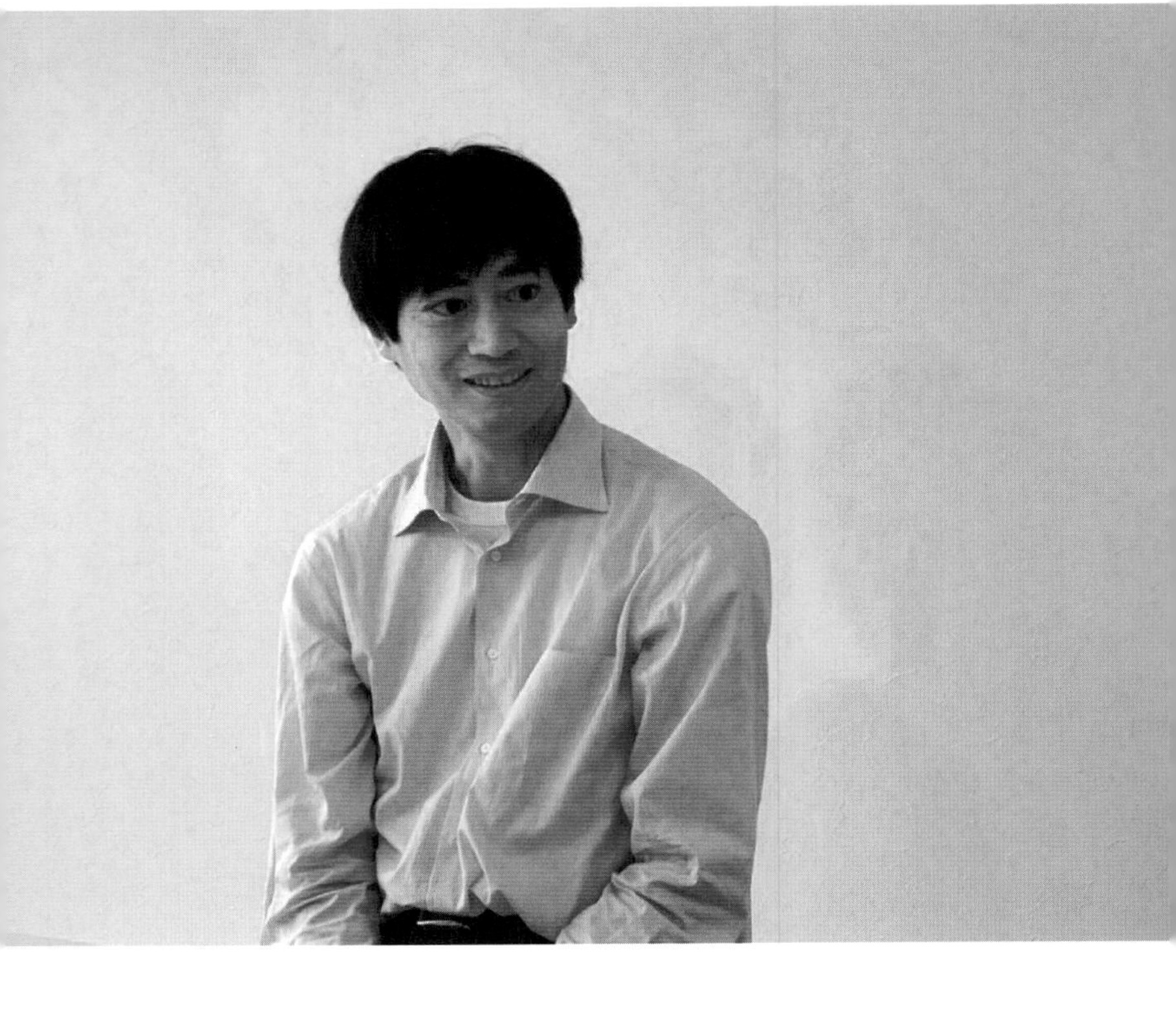

第一章　「明るい精神科」への助走
～こころについて知っておいて欲しいこと～

もしあなたが「死にたい」という言葉を聴いたなら

私は2003年から精神科医として働いていますが、精神科について以前より認知されるようになったと感じる一方で、まだまだ精神科が「得体のしれない怖い場所」「1度受診すると薬漬けの廃人にされる人体実験の場」というイメージを持たれていることも強く感じます。

この本を通じて、医療の現場にいる私が積極的に伝えていくことで、皆さんにとって精神科がより身近になり、「風邪を引いたから内科に行ってきた。」と同じように、「悩みを抱えているからちょっと精神科に行ってきた。」という会話が自然にできる、「明るい精神科」という言葉が自然に聴こえる、そんな時代に近づけたいと思っています。

明るい、と言っておきながらいきなり暗い話で恐縮ですが、じつは私自身も中学時代からうつ病を4回繰り返しましたが、特に2回目（高校時代）と4回目（30歳頃）

は死を強く意識し、実際に自殺をも試みました。

無事（?）自殺に失敗したから今こうして生きているのですが、危うく命を落としかけました。

そう話すと、私の表向きの経歴を詳しく知っている方には一様に驚かれます。

「中学受験をして難関進学校に進み、高校時代は全国模試で総合1位を3回取って、東京大学理科3類に現役合格をして、留年せずに大学を卒業して、医師国家試験に受かって医師になって自分のクリニックを開いて、プライベートでは長時間のランニングもやっているのに。どこにうつ病になる要素があるの?」

確かに、この部分だけ切り取れば、何の悩みもなく生きてきたように感じられますよね。

しかし、実際にはうつ病を繰り返して、幸い失敗はしたものの自殺も試みました。今でもうつ病が完全に消え去ったのではなく、薬を飲んで、再発しないように気をつけながら生活しています。

精神科を受診する人の多く（私のところを受診する患者さんの場合では、その半数以上）が「死にたい」という気持ちを抱えて精神科に訪れます。

当事者でない限りなぜ死を意識するのかは理解されにくいですし、勇気を出して周りの人に相談したけど理解されずによけいに孤立して死にたくなった、というケースも多いです。

周りの人間としても、「死にたいんだ。」と家族や友人から相談されてもどう答えたらいいのか困りますよね？

「死にたい」と思ったことのない人からすれば、「死ぬって言う人はどうせ口だけで死なないし、死ねないよ。」と軽く見られることもありますが、自殺する方の多くは過去に既に自殺未遂をしていたり、死にたい気持ちを口にしています。

また、死にたいという人の話の内容を最後まで聞かずに、途中で制して解決策を簡単に伝えたくなりますが、これが実は逆効果なのです。

命の大切さを話して必死に止めたくもなりますが、死にたい人は自分の命を軽視しているわけではありません。命の大切さは理解しつつ、それを超えた本人にしかわからない、伝えきれない苦しみがあるのです。その苦しさを受け止めるには、まず時間をかけて本人の話を聞く必要があります。

最後まで聞いてもらえない、解決策を簡単に言われてしまうことで、「自分の言うことを受け止めてもらえていない、理解はされないんだ。」と感じて余計に気持ちが落ち込んでしまいます。

「生きたくても生きられない人もいるのに、命を軽く見るなよ！」「俺だって死にたいと思うことくらいあるよ。それでも生きているんだ！」などとつい言いたくなるかもしれませんが、それらの言葉は死にたいと思う人にはマイナスでしかありません。

解決策は本人が試行錯誤する中で時間をかけて見つけるものです。ただ、じっくり話を聞き、「死にたいくらいつらい出来事があり、苦しんでいるんだ。」と理解して受け止めてくれる人が周囲にいると、死への強い衝動を緩和して、生に向き合うようにすることができます。

皆さんに覚えておいていただきたいこと、それは、もしあなたが「死にたい」という言葉に出会ったら、やるべきことはただひたすら根気よく、辛抱強く、あなたに死にたいと言っているその家族・友人・知人の言葉を聴く、ただただ耳を傾けることです。相手があなたを頼って相談してきたことを想って、自分の気持ちはぐっと堪えて、じっと聞き役に徹してあげてください。

さて、死にたいと思うくらい追い詰められた人に向き合い、回復のお手伝いをすることも精神科医の大事な役割ですが、そこまで重くなってしまうと回復に長い時間がかかります。

精神的に大きく調子を崩す前に出来ること、いわば予防の方法はないのか、それを提案することも精神科医の大事な役割だと私は考えています。

先ほど話したように、私自身がうつ病で死を強く意識するほど苦しみました。そしてそこから回復する中で、今後二度と調子を崩さないためにはどうしたら良いのかを考えました。

治療薬を服用することも大切ですが、それだけでは足りないと考えた結果、行きついたのが「ランニング」でした。アスリートの方にもご協力いただいて様々な試行錯誤を重ねた結果、毎日60人以上の患者さんを診察し、フルマラソンや100キロマラソンを走っても調子を大きく崩さないようになりました。

そんな体験も踏まえつつ、まずは精神科とはどんなところかをお話していこうと思います。

「明るい精神科」とは

先ほど何の説明もなく「明るい精神科」という言葉をお伝えしましたが、この言葉に違和感を持った方もおられるでしょう。

これも先ほど話したように、精神科はまだ「重い」「暗い」「怖い」「得体の知れない」場所、つまり明るいとは対極の場所だと感じる方が多いように思います。

また、精神科医以外の医師の中には、今でも心の病気に対してマイナスなイメージを強く持っている方がいます。心の病気を持つ患者さんが内科などで体の症状を相談しても、心の病気を持っていると分かった途端に内科医の態度が変わって、「うちでは診られないよ。」と冷たく言われて、体の病気の治療開始が大きく遅れたという話を患者さんから実際に聞きます。

私だって、心の病気への偏見がないとは言えません。

すでに話した通り、私は12歳でうつ病を発症して4回繰り返しましたが、それを公表出来たのは回復して安定した38歳頃になってからでした。

私が精神科に通って薬を飲んでいることを知ると、「危ないヤツ」「頭がおかしいヤツ」と言って周りの人たちは距離を置くのではないか、と恐れて自分の病気のことは長い間隠していました。

心の病気を持っていることは恥ずかしいことではない、と患者さんにはエラそうに言いながら、自分自身が恥ずかしくて言えなかったのです。

公表をしている今でも、「あいつ、うつ病だって。弱いヤツだぞ。気持ち悪いな。」などと周囲から見られているのではないかと気になります。

でも、気にしてばかりでは何も変わりません。

心の不調を感じても誰にも相談出来ず抱え込み、どうにもならないくらい重くなってからやっと病院に行く、という状況はそろそろ終わりにしないといけません。重くなってからでは、どれだけ治療をしても治りが悪くなってしまいます。

私は手遅れになる前に、心の不調が起こる前に予防が出来て、心の不調が起こりそうな時に早い段階で周りに相談が出来て、それでも調子が悪いときに精神科で治療を受けられるのが当たり前の世の中を作りたいと考えています。

そのために私は、「明るい精神科」というものを広めていきたいと思っています。

「明るい」という言葉は、精神的にツラい方からすると「ふざけている。」「ツラい気持ちを軽く見ている。」と不快にと感じられるかもしれません。

しかし私は、決して病気を軽いものと考えたり、ふざけているのではありません。

私は「明るい」という言葉に、「楽しい」「陽気な」という意味よりも、「道が照らされてよく見えている」という意味を込めています。

私は仕事が終わった後の夜遅くに走っているのですが、街灯のない暗い道を通るので足元が見えず、足を取られて転ばないか、捻挫しないかなど不安を感じながら走っています。何度同じ道を走っても、やはり夜の暗く足元が見えない中を走るのは怖さがあります。

実を言うと、暗い中を走っていて排水溝に落ちたり車止めのチェーンに足を取られて転んで顔を打ったりしたことがあります。そういう経験があるから、なおのこと恐怖なのです。

しかし、同じ道を昼間の明るい中で走ると、足元が見えて先も見通すことが出来て、安心して走ることが出来ます。

心の病気を抱えている方、心の病気になるかもと不安に思っている方は、「どこに相談したら良いのかな?」「本当に相談してよいのかな?」「相談した結果もっとつらい思いをするんじゃないかな?」などと暗い中で足元も前も見えず不安や恐怖を感じています。

私の話が、不安を感じ迷う皆さんの足元や前を照らす明かりとなったら良いな。そんな思いを込めて「明るい精神科」を掲げていきたいと思います。

心の不調は精神科？心療内科？

唐突ですが、皆さんに質問です。心の不調を抱えた時に、何科に行きますか？

精神科！という方と、心療内科！という方がいらっしゃるのではないでしょうか？

最近は「メンタルヘルス科」「メンタルクリニック」とのみ標記している病院も増えましたが、精神科と心療内科の両方を掲げているところも多くなっていて、何が違うのか分かりにくいですよね？

この2つの科はもちろん別物です。

精神科というのは、うつ病とか、パニック障害とか、統合失調症とか、皆さんになじみのある「心の病気」を診る科です。

一方、心療内科というのは、内科ですのであくまでも体の病気を診るところです。体の病気の中でも特に、精神的ストレスなど心の不調が症状に影響を与えているものを診る科です。高血圧、胃潰瘍、じんましん、アトピー、円形脱毛症などが、その一例です。いわゆる「心身症」というものですね。

ここで心の病気、体の病気、と分けてはいますが、心と体はつながっていると感じることが多いです。心の病気は脳の不調で、そして脳も体の一部であるということを考えると理解はしやすいですよね。

私自身を振り返ると、うつ病の症状が悪化している時には風邪をひきやすく、風邪の症状も重症化して長引きました。うつ病の症状として食欲が低下したり、眠れなかったり、運動も出来ず体力が落ちていたりということが原因です。

逆に、体の調子を整えると心の調子も整いやすいということは強く実感しています。その体験が、走って治すという私の考えにもつながっています。

心療内科、精神科の両方が並べて掲げられている場合は心の病気、心の不調が関係する体の病気両方を広く診ますよ！という意味だとお考え下さい。

精神科だけしか書いていない病院が心療内科の病気を全く診ることが出来ないのかというと、そんなことはないです。心療内科だけしか書いていない病院も、心の病気にも対応できることが多いです。

ただ、中には「精神科のことはそこまで得意ではない。」という病院もわずかにあります。

心療内科だけを掲げている病院を受診する前に「こういう症状なんですが受診してもいいでしょうか？」と聞いてみると無駄足にならずに済むかもしれませんね。でも、そんな電話するのも気が引けるし無駄足になるのが心配、ということでしたら「精神科」を掲げているところにしましょう。

当院も「心療内科・精神科」と併記しています。最初は「精神科」だけにしようと思っていたのですが、「精神科、だけでは相談しにくい！」という声を多く頂いたことから、両方掲げることとしました。

さて、受診先が決まったとして、じゃあ精神科では何をするのでしょうか？

診察ではまず、精神科医が患者さんの話を聞きながら診断や治療方針を決めます。ですから、困っている症状を話して頂くのですが、精神科医は患者さんが話す内容だけでなく、表情の変化、仕草など、言葉以外の情報にも注目しています。

何を話さないといけない、という決まりはないので何を話しても大丈夫ですが、心を許して良いのか分からない相手に考えていること、感じていることの全部は話せませんよね。話したくても、緊張して大事なことを言い忘れることもあると思います。

1回の診察で全部を話す必要はなく、また医師も1回の診察だけでは判断できず診察を重ねる中で診断をしたり治療方針を決めることもあるので、医師との相性も考えつつ徐々に話していくものだと、気長に構えていてくださいね。

ただ、大事なことや、漏らさず伝えたいこともあると思います。

大事なことは紙に書く、携帯電話のメモに保存しておくなどして、それを見ながら話してみて下さい。大事なことがたくさんありすぎて整理がつかない、という場合にはそれを全部メモして、まずは3つだけ伝えてみましょう。

1度にあれもこれも伝えなきゃ、と混乱して結局は大事なことを伝えずに終わってしまい後悔することもあります。時間をかけて少しずつ順番に伝えていく。そう考えると落ち着いて伝えやすくなります。

何を伝えるかについては、「生活や仕事に影響が出て困っていること」という基準で選んでメモをしてください。

それでも話せない場合は、メモをそのまま見せてしまっても良いかもしれません。その中でどれが大事かは、医師が感じ取ってくれます。

メモに書くのは文字だけとは限らず、絵や図をかいてみるのも良いですね。それはきっとよりよくあなたを伝えるきっかけになることでしょう。

私がお伝えしたいのは完璧な患者を演じる必要はないということなのです。まずは話せる範囲内のことだけを話し、打ち解けてきたら徐々に大事なことを話していくようにしましょう。言葉で伝えるのが難しかったら、文字や絵、図の形で伝えてみる、というのも活用してみてください。

心の病気ってどういうもの？

私たち精神科医の仕事は心の病気の治療をすることですが、ではこの「心の病気」とは何でしょうか？

心の病気には私が治療を受けているうつ病の他に、双極性障害（躁うつ病）、統合失調症、パニック障害、認知症などがあります。

これらの心の病気の存在に否定的な方々は、「気のせいでしょ？」「病気だって言ったもの勝ちだよね？」「甘えているだけでしょ？」といまだに考えているようですが、気にしなかったり甘えを捨て去れば治るものではもちろんありません。

また、「医師が製薬会社と結託して薬を売るために病気を作っている。だから医師は治す気もない。」などと陰謀めいた話をする人もいますが、私の知る限りの医師は心の病気を意図的にねつ造したり、治さずに薬漬けにしようとは考えていません。簡単には治らないことや一人一人にかける診察時間の短さからそのように疑われてしまうことも多いので、私たち精神科医が反省すべき点でもありますね。

ただ、気のせいでも医師の陰謀でもないとは言っても、その実、心の病気については医師でさえもまだまだ分かっていないことが多いのです。

現在有力な仮説として言われていることは、「脳の神経伝達物質の不具合」「脳内のＢＤＮＦの減少」です。

脳には１０００億以上ともいわれる数多くの神経細胞が存在します。神経細胞と神経細胞の間を「神経伝達物質」というものが動いて、情報を神経細胞間で伝達します。セロトニン、ノルアドレナリン、ドーパミンなどという名前を聞いたことがあるでしょうか？

これらは代表的な神経伝達物質で、セロトニンは気分の安定に関わり、ノルアドレナリンは集中力、意欲、興奮、ドーパミンは意欲、快楽などに関わります。

この神経伝達物質の働きが悪くなる、もしくは働きが過剰になりすぎることで、心の病気を発症すると考えられています。その治療に出てくる薬は、これらの神経伝達物質の働きを調節するために使われます。

もうひとつ大切なのが、ＢＤＮＦというもので、この名前は運動によって心の病気を治療や予防するお話で再度出てきます。

ＢＤＮＦとは「脳由来神経栄養因子」のことです。これは神経細胞の肥料となるもので、神経細胞を新しく作ったり、神経細胞を発達させたり、神経細胞が傷つかないように保護する働きがあります。このＢＤＮＦの量が少なくなることも、発症の原因と考えられています。

これらのことから分かるとおり、心の病気は「心」という言葉がついているものの、実際には脳内の問題と考えられています。脳の問題だけですべてを説明することは出来ず、今後も新たな発見はあると思いますが、確実に言えることは、本人の気の持ちようだけでコントロールすることは出来ません。

では、どのようにして心の病気は発症するのでしょうか。

これに関してもまだまだ分かっていないことが多いです。個人差があるため一概には言えませんが、発症のしやすさを元々持っていて、それに何かしらのストレスが一時的にもしくは慢性的に加わって、やがて発症するという形だと私は考えています。

一卵性の双子が同じ環境で同じように育ってきても一人だけ心の病気を発症するケースも少なからずあり、遺伝だけで決まる、環境だけで決まる、ストレス因子だけで決まる、ということはないようです。

心の病気の伝え方

心の病気は先ほど話したように、一般的には「脳の神経伝達物質の不具合」「脳内のＢＤＮＦの減少」などによるものと説明されます。

親が心の病気だと子供も必ずなるのではないか、親の育て方が悪いから心の病気になった、ストレスがあるから心の病気になるんだろう、などと言われますが、実際のところは分かっていないことも多いです。

過度のストレスは原因になりますが、まったくストレスのない生活を送ることはあり得ません。

分からない中で私が漠然とイメージしているのは、心の病気になりやすい素因を持っていて、それに環境的な要因が重なって、耐えられるレベルを超えると症状が出てくるというものです。ですから、誰もが心の病気になり得ると思っています。

誰もがなり得るとしても、心の不調を他人にどうやって言葉として伝えるのか難しいなと悩むことはないですか？

体の不調だと、「熱が出ている。」「お腹が痛い。」「胃が気持ち悪い。」などと言葉で説明しやすいのですが、心の不調は伝え方が難しいと思われるかもしれません。

せっかく受診をしたのに、「こんなんでうちに来られてもねえ。」と鼻で笑われたとか、「こんなの病気じゃないんだから来るな。」と説教されたとかいう話も聞きます。

個人的には、医師が患者さんにいきなりその言い方をするのはおかしいと感じます。


心の悩みがある場合、体の症状で困って内科に行ったけど「内科じゃなくて心の問題だよ」と言われた場合には、どんな症状であっても受診してみて良いと思います。

それをいきなり笑ったり怒ったりする病院には、「そんなところ、こちらからお断りだ！」くらい、強気の上から目線でもいいと思っています。

医師ならばまずは困っている内容を聞いて受け止めて、それが治療の必要がないものであれば、心配しないで大丈夫ですよとやさしく伝えるべきではないでしょうか。

最初から受診の基準が分かる人なんていないですよね。それを怒ったり笑ったりするようなところは、こちらから見限りましょう。


でも、そうはいっても、せっかく緊張して行ったのに、怒られたり鼻で笑われたりして平気でいられる人はまずいないです。

私は中学1年生の時に、心の不調から走っている途中で吐いて倒れてしまったことがあります。その時に、病院で何をどう説明したら良いのか、途方に暮れました。黙って何も言えない私の代わりに親が説明してくれたのですが、「走ることがプレッシャーになって気持ち悪くなってしまう。」というような説明でした。それに対して医師は、「それは病気じゃないよ。スポーツやるんだったらそれくらい乗り越えないと。」と説教するのみで、私のつらい思いは伝わりませんでした。

そんな経験があるので、どうやったら伝わるのかというのは悩む方の気持ちを私は理解できているつもりです。

私が皆さんにお教えしたいのは、「生活、仕事にどのような影響が出て困っているかを医師に伝えてみましょう。」です。

例えば、「夜寝ようとしても眠れなくて、仕事に行ってもずっと頭の中がぼんやりして、一応仕事はしているけどうまくできている気がしない。」

「胸が苦しくて。じっとしていられないくらいの感覚になって動き回らずにはいられなくて。すべてのことに集中できない。」

「朝だるくて、起きないといけないのに起き上がることが出来なくて、だらしがないと親に怒られて言い合いになる。」など。

もちろんこれらを聞いただけで診断はつきません。しかし、このように「生活や仕事に影響が出て困っている」ことを話して頂くと、我々精神科医は患者さんが実際に困っている様子を思い浮かべながら、さらにお話を引き出していくことが出来ます。診断や治療の進め方を考えていくことが出来ます。

何をどう話したら良いのか分からない場合には、「生活や仕事に影響が出て困っていること」から順番に話すようにしてみてください。

この「生活や仕事に影響が出て困っている」という基準はとても大切です。

一方で、これは実際にあった話ですが、ある方がこのようにおっしゃっていました。

「仕事に行くのが苦痛で朝起きられなかったらうつ病だって記事を見たけど。それって誰でもあるよね？俺も朝起きるの面倒だな、仕事に行きたくないな、って布団の中でしばらく葛藤するよ。じゃあ、俺もうつ病だな。」

これでは、うつ病は怠け者だと誤解されてしまいますね。

うつ病の場合は、気分が落ち込む、やる気が出ない、眠れないなどの症状があって、仕事や生活に大きな支障が出てしまいます。このように、影響が出て困っているかどうかは、病院に行くべきかどうかを決める基準になります。

「ネットでうつ病の簡単なチェックがあって、試しにやってみたらうつ病で受診が必要と出た。でも別に自覚ないんだけど。」という話も度々耳にします。

「うつ病チェックをやってみてうつ病と出たから、別に困っていないけど受診する」のではなく、「症状が出てつらくて困っていて、かつ、うつ病チェックをやってみたらうつ病と出たから受診する」と考えてください。

「最近眠れない日があるけど、いつもじゃない。昼間眠くもないし、普通に仕事をして普通に飲みにも行って元気だな。」であれば、受診を急ぐ必要はないけれど、「眠れなくて昼間もぼうっとしてやる気が出なくて、何もできず寝ていることが増えたな。」ならば受診を積極的に考える。この違いが理解できたら、受診の基準についてはご自身の判断を信じて大丈夫ですよ。

診察では何をしてくれるの？

診察で話したいことを頑張って伝えたら、精神科医が必要な情報を尋ねたり、表情や声のトーン、仕草などから読み取った情報から診断や今後の治療の進め方を決めます。

1回の診察では診断がつかず、何度も診察を重ねて、その間に病状も変化していく中でやっと診断がつく場合もあります。

そういうこともあるので、1回で全部を伝えきれなくても落ち込む必要はありません。何度も診察していく中で段々話していこう、と長い目で考えて良いですよ。

何度か診察を受ける中で、「あれ、何か話がかみ合っていないな。」「毎回テキトーに流されているな。」「症状を言うと説明もなく薬が増えるだけで深い話が出来そうもないな。」と不安感や不信感を持つことがあるでしょう。

そのような不安感や不信感を心の中に閉まったままだと、診察を重ねても良い治療にならないことが多いです。かといって、不安感や不信感を精神科医に感情的にぶつけても話がまとまらなくなってしまい、うまく伝わらないことが多いので、なるべく伝えることを整理した上で、不安な気持ち、不審な気持ちを伝えてみましょう。

そんなやり取りを通じて精神科医と患者さんがうまく意思疎通を図ることが出来るようになることも多いです。

不安感や不信感を穏やかに伝えたにもかかわらず、それで医師が不機嫌になったり、医師の対応が変わらないようでしたら、医師を変える、病院を変えることも考えて良いと思います。

診察でどのようなことをするかは精神科医によって変わりますが、一般的には現在の困っている症状をどう改善するか、再発しないためにはどうすれば良いかがテーマとなることが多いです。現時点で減らせるストレスはないか、調子を崩しやすい考え方、過ごし方をしていないかを一緒に考えます。

その中で、多くの精神科医は「向精神薬」といわれる薬を処方します。

心の病気が脳の神経細胞の問題に由来するという仮説に基づいて薬が処方されます。

「ストレスが原因で調子を崩したのに薬っておかしくない？ こんなの飲んでも解決し

ないでしょ？」「怖い副作用がたくさんあるってわかっているのに薬を出されたくない。」

と不安に思う方もおられるかと思います。

確かに、薬を飲んだから全てが解決するとは私も思いません。

ただ、ストレスを受け続けたり眠れなくなったりして傷ついた脳の神経細胞は、些細なストレスでも過剰に反応しやすくなり、本来感じるストレスの何倍も強く感じたり、自然には回復出来なくなることが多くなります。

そのような状態の脳の神経細胞を休ませ、ストレスを過剰に感じずその大きさの通りに受け止めることが出来るために、薬が役に立つと私は考えます。

私の経験でも、うつ病で眠れなくなって死にたい気持ちが強くなった状態から脱するためには、薬の力が不可欠でした。あの時に我慢して薬を飲まなかったら、今生きてここにいないかもしれない、と考えるとぞっとします。

ただ、薬には副作用がいくらかありますし、また何でもかんでも薬で解決しましょうというのは違うと思います。

薬だけに頼らないためには色んなアプローチの仕方があると思いますが、私が提案するのは運動をすることです。

運動することによってストレスホルモンを消費して、ストレスが過剰になりすぎないように出来ます。また、運動することによって脳の神経細胞の肥料となるＢＤＮＦという物質が出て、脳の働きを強くしてストレスに対して強くなり、心が崩れにくく出来ます。

どこまで回復出来るのかは個人差があります。しかし、薬を飲んでいるだけで症状が全部消えて完全に良くなるのは難しいです。


心の病気を発症する原因はひとつではないので、薬を服用しつつ、病気になりやすい考え方や生活習慣を変えていくことが必要になります。

考え方、生活習慣は長年かけて築き上げたものですから、簡単には変えられませんし、根本から大きく変えることは難しいです。心の病気と上手く付き合いながら、日常生活が送れたり仕事が出来たりと、その人に合った回復の目標を立てていきます。

もちろん、回復のレベルを上げるために運動も活用して頂きたいと思います。

「うつ」をもっと相談しやすく

前にも触れた通り、心の病気に対しての偏見をなくし、発症しても気軽に相談することが出来て、予防や治療について当たり前のように話題に出来る世の中を作っていけたらいいなと強く考えて、「明るい精神科」を目指しています。

私が考えるまでもなく、精神科に相談しやすくなるような世の中にしようという取り組みは以前から行われてきました。

だいぶ前にはなりますが、「うつは心の風邪」という言葉でうつ病の啓蒙が行われたことがあります。その後、実際のうつ病は風邪よりもはるかに治療が難しいものだ、という反発が大きく、今ではあまり聞かれなくなりました。実際には風邪というよりも治療がなかなかうまく行かない重度の肺炎という感じでもあります。ただ、いきなり肺炎になることはなく風邪の症状が出て徐々に悪化するように、うつについてもいきなり重くなることは少なく、その手前で何かしらのサインが出ていることが多いです。

私の場合は、ほぼ毎回吐き気と食欲低下、倦怠感がまずありました。おかしいと思いつつ我慢していて、大きく調子を崩してしまいました。
うつ症状が重くなって心が肺炎状態になり、仕事が出来なくなって、やっと本人も周りも気付いて、「どうしよう。」と慌てることが多いです。そこまで重くなってから対処をしようとしても、うまく行かないことの方が多くなります。

そうなるずっと前に、「心が風邪を引きそう。」という段階で気付き、相談出来ることで「うつ」の悪化を防ぐことが出来ます。

「うつ」を怖いもの、隠すべきものと考えて遠ざけるのではなく、誰もがなり得る身近なものと認識することで、「うつ」のサインを自覚しやすかったり周囲に気付かれやすかったり、相談しやすくなります。

そのためにはまず、「うつ」をより分かりやすく、かつ重さを感じないようにとらえ直すことが必要だと思い、7つのタイプに分類してみました。

「何だ、このふざけたネーミングは！心の病気をバカにしているのか？」と怒る方もおられると思います。批判は覚悟しつつも、少しでも日常会話の中で口にしやすい言葉を考えてみました。

【7つのタイプ】

①ヘビーストレス（ステップダウン）型

誰もがなり得る最も多いケースです。ストレスが徐々に積み重なって、誰が見ても耐えられそうもない重さとなって押しつぶされるケースです。

②まじめストイック型

やり出すと時間を忘れて集中し、完璧を目指すがゆえに、ふと躓いた時や大きなヤマを越えた時に燃え尽きてしまうケースです。

③サドンダウン型

「え？あの人がうつに？」と言われるのがこのケースです。

もともとメンタルが強いと本人も周囲も自覚していて、周囲からは信頼され、その信頼に応えるよう本人は仕事を引き受けて、周りも頼みやすいので頼みすぎて、ある時急に潰れてしまう、そんなタイプです。①と似ていますが、徐々にうつになる①と比べて、予兆が見えず本人も周囲も気付きにくいので注意が必要です。

④ロンリー・トンガリー型

自我が強く、いつでも誰に対しても我が道を貫く、軋轢を恐れない強気姿勢で常にいたのに、その自我、自信がふとしたことで揺らいだ時に、一気にうつに突入してしまうケースです。

周りとのあつれきが大きく孤立してしまい、居心地の悪さや自分を分かってもらえないつらさから調子を崩します。

⑤耐えて笑って型

相手を立てるがゆえに、全体の調和を守るために、いつも顔で笑って心で泣いて、自分を押し殺して、その先に受容限度を超えてある日ポキリと折れてしまうケースです。

⑥ドキドキ顔色うかがい型

不安が強くいつも緊張し、ちょっとしたことで落ち込みやすい性格で、相手の心理を必要以上に過敏に感じ取って、妄想レベルの想像をして不安に押しつぶされてしまうケースです。

⑦ライトうつ型

嫌なこと、責任がかかることには過敏に反応して落ち込んで潰れやすい一方で、ストレスの少ない環境ではのびのびと元気に動ける、そんなタイプのうつです。「新型うつ」「現代型うつ」という名前で問題になったのがこのタイプですね。

一見、本当に調子が悪いのかどうか、周囲から判断するのが難しい場合もありえます。

「仕事では調子悪そうなのに遊ぶ時には元気だな。」、「休職中なのに旅行には行けるんだな。」と周囲から非難を受けやすいですね。

さらに、複数のタイプを併せ持った「うつ」も存在します。私自身は①②③⑤⑥の5つに当てはまっていると自覚しています。

診断や治療には産業医や精神科医の診察が必要ではありますが、タイプ分けを理解しておくことで、周囲や本人がうつを身近に感じて受け止めやすくなります。また、周囲としても統一した見解や対応方法を共有しやすくなります。

この対処をどのようにするかは次項でご説明いたします。

「うつ」のタイプ分けと対処法

前回お示しした、７つのタイプ分けとその対処方法について、簡単にですが記載してみました。

①ヘビーストレス（ステップダウン）型

誰もがなり得る最も多いケースです。ストレスが徐々に積み重なって、誰が見ても耐えられそうもない重さとなって押しつぶされるケースです。

②まじめストイック型

やり出すと時間を忘れて集中し、完璧を目指すがゆえに、ふと躓いた時や大きなヤマを越えた時に燃え尽きてしまうケースです。

［対処方針］

①②の防止策は、ついついやり過ぎていないか、細やかにウォッチして声かけする

役割を、上司だけでなく同僚も担うことです。もちろん自分でもやりすぎていないか注意をすることが必要ですが、なかなか自分でブレーキをかけることは難しいです。

1時間作業や仕事をしたら5分の休憩を必ず入れる、休日は30分運動の時間を作る、などストレス対策を具体的に組み込む必要があります。

③サドンダウン型

「え？あの人がうつに？」と言われるのがこのケースです。

もともとメンタルが強いと本人も周囲も自覚していて、周囲からは信頼され、その信頼に応えるよう本人は仕事を引き受けて、周りも頼みやすいので頼みすぎて、ある時急に潰れてしまう、そんなタイプです。①と似ていますが、徐々にうつになる①と比べて、予兆が見えず本人も周囲も気付きにくいので注意が必要です。

④ロンリー・トンガリー型

自我が強く、いつでも誰に対しても我が道を貫く、軋轢を恐れない強気姿勢で常にいたのに、その自我、自信がふとしたことで揺らいだ時に、一気にうつに突入してしまうケースです。
周りとのあつれきが大きく孤立してしまい、居心地の悪さや自分を分かってもらえないつらさから調子を崩します。

［対処方針］

③と④の防止策は、周囲が本人の価値観や行動パターンを認めつつ、うまく主張を他人に譲るようにさせたり、相手に合わせることができるようにその人のコミュニケーションをより柔軟なものに変えていくことが有効です。
思考の柔軟さを出すには、ただ考え方を変えようと頑張るのではなく運動も取り入れるのが有効です。運動をして脳の神経のバランスを整えると、より柔軟に考えやすくなります。

⑤耐えて笑って型

相手を立てるがゆえに、全体の調和を守るために、いつも顔で笑って心で泣いて、自分を押し殺して、その先に受容限度を超えてある日ポキリと折れてしまうケースです。

［対処方針］

明るく社交的に振る舞っていてうつとは無縁なタイプのように見えますが、心の中ではストレスを溜め込んでいて、ふとした時に突然怒りっぽくなったり、愚痴を言い続けたりと豹変します。溜まったストレスをはき出す相手を持つ、相手がいない場合は運動して気持ちをリセットする時間を必ず作る、という「ストレスをはき出す場所」はしっかり確保しておきましょう。

⑥ドキドキ顔色うかがい型

不安が強くいつも緊張し、ちょっとしたことで落ち込みやすい性格で、相手の心理を必要以上に過敏に感じ取って、妄想レベルの想像をして不安に押しつぶされてしまうケースです。

［対処方針］

⑤は気配りが過ぎて知らないうちに我慢を重ねてしまっていて、⑥は小さなことが不安につながってしまっているので、リラックスできる時間を作るように、自分の存在に自信を持てるように、周囲の声かけや配慮が必要となります。自分で自信を持たせるためには一人で出来る運動を自分なりの目標を立てて継続してみると良いですね。

⑦ライトうつ型

嫌なこと、責任がかかることには過敏に反応して落ち込んで潰れやすい一方で、ストレスの少ない環境ではのびのびと元気に動ける、そんなタイプのうつです。「新型うつ」「現代型うつ」という名前で問題になったのがこのタイプですね。

一見、本当に調子が悪いのかどうか、周囲から判断するのが難しい場合もありえます。

「仕事では調子悪そうなのに遊ぶ時には元気だな。」、「休職中なのに旅行には行けるんだな。」と周囲から非難を受けやすいですね。

［対処方針］

他の6つの型と比べると、より重いうつになる前に本人が対処している、ブレーキをかけるタイミングを無意識に知っているとも言えます。その判断を理解しつつ、会社なりコミュニティなりで果たす役割を、様子を見ながら少しずつ増やして自信を与えていくことが大切です。重くなることを予防するためには運動を取り入れると良いですね。

ひとつのタイプだけに当てはまる方もいれば、複数のタイプを併せ持っている方もいるかと思います。私自身は、睡眠時間が平均3時間くらいで診療などをして、休診日にも非常勤で働きに出てあまり休まっていないので、①ヘビーストレス（ステップダウン）型に当てはまりますね。さらに、やり出すと時間を忘れて熱中するので、②まじめストイック型にも当てはまります。

また、いつもニコニコしてあまり自分のツラさを見せず、うつ病の症状が重い時でも「のんきそうだね。」と言われていたくらいですから、⑤耐えて笑って型にも当てはまります。人の顔色を気になって過剰に考えてしまうので⑥ドキドキ顔色うかがい型でもあります。

当てはまるものが多いほどうつに陥りやすいので、再発しないように気をつける必要がありますね。

どれに当てはまるか、これを読んでいる皆さんもご自身の言動を振り返ってみて下さい。

どのタイプの「うつ」にも運動を

「うつ」の分類の中で、対処方針として運動が全部入っていることに気付かれたかと思います。ちょっと強引だったでしょうか（笑）。

実は運動習慣がある方が認知症を発症しにくい、中強度～高強度の有酸素運動が心の病気の予防や改善に有効という論文は沢山出ています。

私自身、うつ病から回復する途中で、薬の服用だけではどうも回復が頭打ちになっていましたが、走ることによってより調子は良くなってさらに崩れにくくなりました。最初の方で、心の病気の原因として「脳の神経伝達物質の不具合」「脳内のＢＤＮＦの減少」という仮説があるという話をしました。「うつ」でもやはり同様の状態が脳内では起きていると考えています。

運動することによって脳内のＢＤＮＦが多く作られたり、神経伝達物質の働きを調整することを考えると、うまく運動を活用することで「うつ」の予防や回復に役立てていけると思います。

私は一番身近な運動が走ることだったので、走って治すということにたどり着きました。

しかし、「うつ」予防や改善のための運動は、まず始めて続けることが重要なので何でも良いと思っています。

心拍数をある程度上げるように意識すると良い、と言われていますが家で出来る簡単な筋トレの方が取り組みやすければ、それが一番良いと思います。

特に運動不足の時やうつ病で気分が落ちている時に頑張って運動をやり過ぎると、それが余計なストレスになって調子を崩すばかりです。

既に話した通り、運動することによって脳内のＢＤＮＦが多く作られたり、神経伝達物質の働きを調整することが出来ます。その一方で、運動はストレスとなって脳の神経細胞を傷つけることもあります。ストレスになりすぎないような取り組み方が大事になります。

そのために大事なのは、運動に対しての考え方、向き合い方だと実感しています。

まじめストイック型の人間は運動を始めるとついつい過度に頑張り過ぎて追い込み

ます。ストレスが積み重なるので、サドンダウン型やステップダウン型の「うつ」にも陥りやすく、運動がうつの悪化を進めてしまいます。

私が走ることを再開したのはうつを改善したいという思いからですが、最初は不安が大きかったです。走ることを再開して走れるようになると、大会に出なきゃいけないと思い、大会を意識すると、走ることでまた自分にプレッシャーをかけすぎて、うつ病が悪化するのではないかという不安が非常に大きかったのです。

心の病気の治療に運動が良いとは言うものの、私自身が発症したきっかけは陸上競技を本格的に始めた後であり、また3回目、4回目もしっかり走っている最中でした。走ることは好きですが運動全般は苦手で、学校の体育は苦痛で休みたいとばかり思っていました。

そういったこともあって、走ることがうつ病の予防や治療に役立つという実感は持てず、大会に参加することを意識しただけで過去を思い出してしまい吐き気が出るは眠れなくなるはで、心身の調子が悪化する引き金になるとさえ思っていました。

大会に出るとか、何位以内を目指すとか考えずに軽い運動だけで満足すれば良いのでしょうが、私の困った性分で走り出して体力が付いてくるとまた記録を狙いたくなるのは明らかです。記録を狙うには無理をすることも必要になります。

その一方で記録を狙って走ることが全て悪いのであれば、そういったランナーが心の病気を発症する割合はもっと多くなっても良さそうですが、極端に多い様子は見受けられません。


では私はどのように走ったら良いのかと考えた結果、一定の答えが出ました。私のような、うつになりやすい人間がうつの予防や治療に運動を活かすためには、運動に対しての考え方や休養の取り方を強く意識することが重要だと実感しました。

ストイックにとにかく追い込むことに慣れている私にとっては、考え方や休養について意識することは中々難しかったのですが、時間をかけて自分の意識を変えていくことで徐々に出来るようになってきました。

私が意識をどう変えたかについては、後ほどお話していきます。

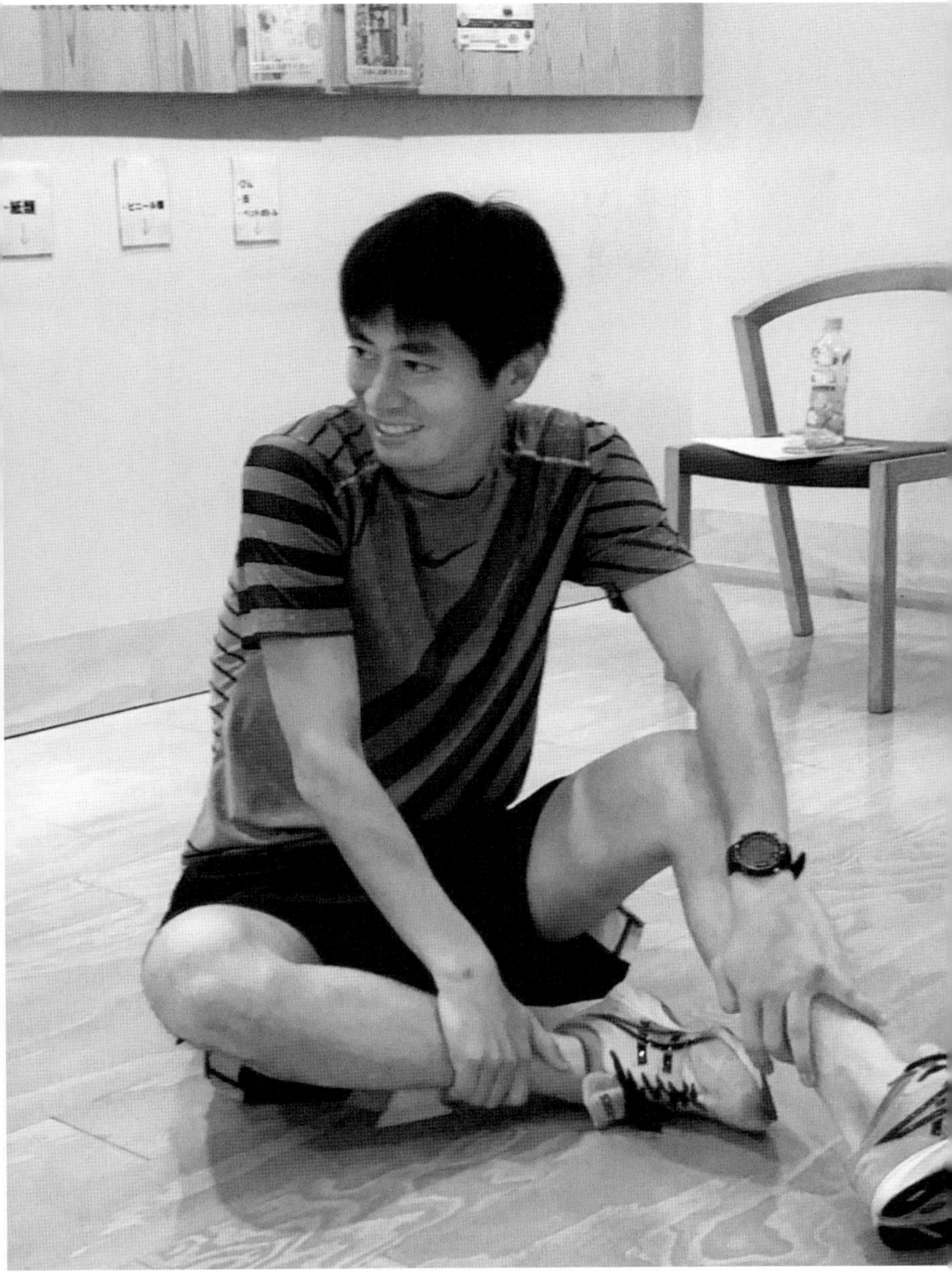

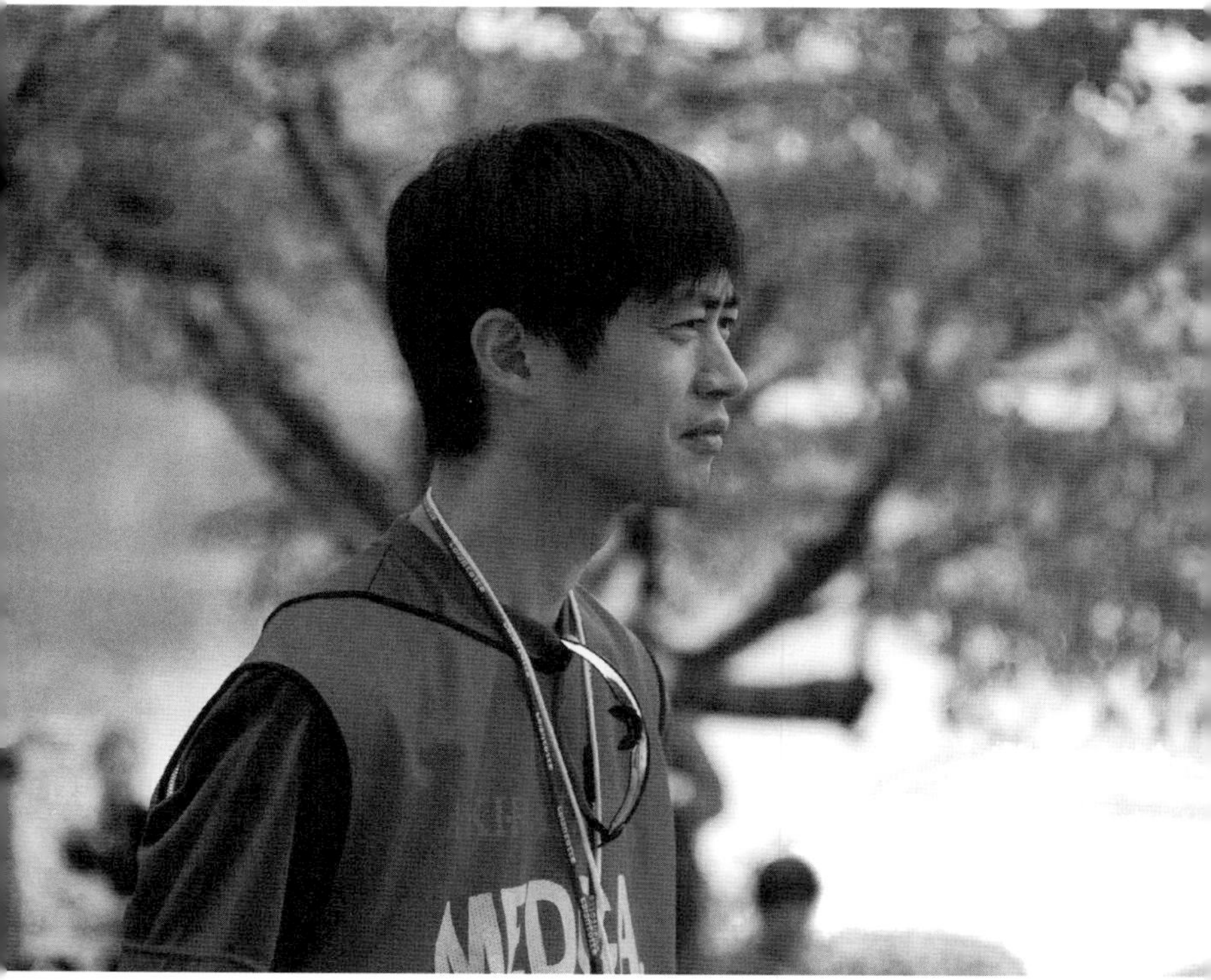

第二章　迷い悩み走ってきた自分
～路（みち）の先が見えなくなるとき～

自己評価の低すぎた小学時代

ここからは、私がうつ病を発症した経緯を出来る限り詳細に振り返っていきます。これをお伝えするのは「かわいそうだな。」と同情してほしいとか、今より優しく接してほしいという意図ではありません。

どのようにしてうつ病を発症し繰り返したのか、ひとつの事例として見て、ご自身や周囲の人のうつ病発症を予防するヒントになればと思っています。

私の幼稚園、小学校時代を振り返ると、とにかく人と関わることが苦手で、自分に自信がない子供でした。

兄弟は兄が一人いるのですが、兄は昔から背が高くて雰囲気は男らしく、社交的で勉強が出来て陸上競技でも県内の強化選手という、私からすると全てがうまくいって輝かしい人生を送っていました。私の周りでも兄のことをそう評価する人が多かったです。

一方の私は、今でこそ身長が高いといわれますが、当時は背が低く痩せていて、顔も女みたいだと馬鹿にされ、人前では言葉をうまく話せずに泣いてしまい、運動は何をやっても不器用で…と自分は兄と対極の底辺にいると強く思い込んでいました。兄と私を比較して「お前の兄ちゃんすごいな！それで、お前は何やってんの？」と言われることも度々あり、出来ない自分を責めていました。

そんな私でも勉強だけは出来る方だ、と自信を持ちかけたこともあったのですが、小学校の中では出来ても外部の模試を受けてみると私より遥かに勉強の出来る同学年の子が沢山いて、強い衝撃を受けると共に自信を失いました。「やっぱり何をやってもダメなんだ。」と落ち込んでいました。

両親に対しては常にビクビクしており、いつ罵倒されるのだろう、いつ殴られるかと不安を抱えながら常に顔色を窺っていました。

両親からすれば、「怒鳴ったり殴ったりはしたけど、それ以上に愛情を注いでいた。」という気持ちでしょう。実際、私にかけたのは否定的な言葉だけではなかったのですが、否定的な言葉ばかりが当時の私の心には刻まれました。

私がテストで悪い成績を取った時、父親は怒鳴る、叩くことで私に反省を促しました。威圧的で強い恐怖を感じて、親の顔色を窺うようになりましたが、それと同じくらいつらかったのがその時の母親の様子でした。

私の成績を知ると母親は真っ青になり涙を流し、トイレに長時間こもって吐き続けていました。そしてそのまま寝込んでしまいました。

そんな母親の姿を見て私は、「とんでもないことをしてしまった。母親をこんな目に遭わせる自分は最低だ。罰を受けるべきだ。」と泣きながら自分を責めて殴っていました。

いつしか、「自分みたいなダメな奴は生きていても役に立たないどころか迷惑なだけ。早く死ななければいけない。」という思いが強くなっていました。

ただ、「死ぬのって怖いよな…。」という思いがあり実行は出来ませんでした。

私が小さな頃から自分に自信を持てないばかりか死を意識するようになった原因の一つは、周囲からのマイナス評価を全て重く受け止めていたことでした。そして、そのマイナス評価を覆すだけの自信や安心感を得る機会があまりなかったことでした。

これを、「親のせいで」「周りのせいで」と言って片付けてしまうのは簡単ですが、せっかくなのでどうすればこうならずに済んだのかを考えてみました。

親が怒鳴る、叩くというのは、「1980年代90年代なら、大体の家庭はそんなものだよ。」と思われた方も多いでしょうか。

当時は私の両親が常に否定的なことを言っているかのように感じていましたが、冷静に振り返ってみると、両親なりに私に愛情を注いでいたと感じる場面が多々あります。

しかし、それを子供の頃の私は感じ取ることが出来ず、否定的な言動に過敏に反応し、萎縮して自分を否定し続けました。

かといって、何をやっても否定せず受け止めるという対応が良かったとも思いません。「何をやっても許されるんだ。」と甘く考えて自分を律することが出来なくなってしまった可能性もあります。

もし「今の私」が、自信喪失し死にたい気持ちを抱えている「小学生の私」に接するとしたら——。

精神科医の私は小学生の私に対して、否定的な思いを無理には修正しようとせず、「自分はダメだ、死ななきゃいけないと考えずにはいられないくらい、たくさん傷ついてきたんだね。苦しかったね。」と共感しながら、「小学生の私」がつらい気持ちを吐き出して落ち着くまで、時間をかけて話を聞きます。そうやって話を聞く中で、「小学生の私」が現状でも出来ていることはないか、出来るだけ多く探して見つけておきます。

1回だけで済むことではないですから、時間と回数を重ねていきます。聞く方にも相当の根気は必要ですが、これを面倒くさがってしまうと「小学生の私」は「自分の話なんかやっぱり聞いてもらえないよな。」と心を閉ざし、自己評価は低いままです。

「小学生の私」が私に少しずつ心を開いてくれたら、「でもそんなにダメだと思っている君でも、こんなに出来ていることがあるんだよ。」とゆっくりした口調で伝えます。その結果、「小学生の私」は認めてもらっているという安心感を得る機会を手にします。

さらには、「傷ついて苦しい今だけど、何だったら出来そう？ 例えば…。」と、これから出来そうなことを一緒に探して見つけていきます。

出来ることが見つかって、「小学生の私」がそれを達成出来たら、「すごい！出来ると思って、それを確実に出来たのは大したものだ。」と私は心から賞賛します。その結果、「小学生の私」は、自分でも出来ることがあるのだという自信を得る機会を手にします。

こうやって文字にすると簡単そうですが、これは私と「小学生の私」が充分に心を通い合わせていないと出来ないやり取りです。じっくりと時間をかけて話を聞き、相手が心を開くまでじっくり根気よく待ち続ける姿勢が必要です。

このように、自己評価が最低レベルで、死までも意識していた小学生時代の私ですが、そんな中でも唯一の希望がありました。

走ることが唯一の支え

小学生の頃には自己評価が非常に低く、死ぬことも意識するようになっていたのですが、それでも生きることが出来たのは、「死ぬ勇気がない」というマイナスな理由だけでなくプラスの理由もありました。それが走ることとの出会いでした。

私の父親は学生時代に陸上競技をやっており、社会人になってからも趣味程度ではありますが走っていました。普段はテレビを一切観ない家庭だったのですが、駅伝、マラソンなど陸上競技の試合がテレビ中継される時にはテレビがついていました。

テレビに映る選手達の姿を見て、小学生の私は「かっこいい！あんな風になりたい。走るだけならこんな自分でも出来るのではないか。」と考えました。

選手達が実際にはものすごいペースで走っていることが理解出来ず、ゆっくり走っていると勘違いしたことで、自分でも出来ると思い込んでしまいました。

さらに、長距離は背が低い選手の方が有利だ、と聞いたことも私の希望になりました。

兄は中学時代に陸上競技では県内上位の選手になっていました。

「背が高くて不利なはずの兄が強くなったんだ。背が低い自分はもっと強くなれる。」私の背の低さが初めて生かされる時が来る、と私の思い込みは止まりません。家にいる兄の姿しか知らないので、「労せず速くなっている。」と勘違いしていました。

「ならば、精一杯努力したら自分は強くなれるかも。」

後から聞くと、兄は強くなるためにものすごい練習をして努力を重ねていたのですが、私はそんなことを知るよしもありませんでした。

現実の私は、特にスポーツが盛んなわけでもない普通の小学校で、クラス内でも全く目立たないような走力でした。

かつ私の走り方はクセがあり、走ると膝同士がぶつかるほど、ものすごい内股でした。走り方が気持ち悪いと笑われることもあり、人前で走るのを恥ずかしがっていました。それでも、「長距離でなら見返せる。」という思い込みはなぜか揺らぎませんでした。

小学生時代にも大会に出たことがあり、そこでの走りを褒められたことも私には新鮮な体験でした。スタート前には、痩せて小さな私の姿を見て、「あいつにならら勝てる。」

と私を指さして笑う人達がいてツラかったのですが、そういう人達をスタートと同時に置き去りにできるのも爽快でした。何をやってもダメなのに、走ることでは人に勝てる、褒めてもらえる経験が出来ました。

自己評価が低く、死ぬことを考えている私の心の支えはいつしか、「中学に入ったら長距離選手として活躍し、今のダメな自分を一気に変えられる。」という強い思い込みだけでした。

勉強に関しては小学校高学年になると学校内では上位にいたと思います。それは本来大きな自信にして良いのですが、私はそう思えませんでした。

小学校で、スポーツをしている人は輪の中心にいて輝いていて、勉強しか出来ない人は隅っこで肩身の狭い思いをしている、そんなイメージを勝手に抱いていました。勉強はスポーツが出来ない人が仕方なくやるものと勝手に決めつけていたので、勉強が出来るというのは何の自信にもなりませんでした。

ただ、兄が中学受験をして県内で上位の進学校に進んだことを「走るだけじゃなくて勉強もすごい。」と周囲が評価しているのを聞いていたので、「スポーツが出来た上で勉強が出来ることは自信になるんだ。」という強い思いもありました。

私も中学受験を意識して勉強を始めましたが、勉強を頑張って将来それを生かしてどうしたいというのではなく、あくまでも長距離選手として活躍することが第一で、その上に自信を積み重ねるために勉強をする、という意識でした。何を言っているのやら…と呆れてしまいますが、当時の私にはそれが勉強を頑張る唯一の大きな理由でした。

また、その理由を固めたのは小学6年生の夏になってからでした。それまでは、「お兄さんが受験しているから、自分もするんでしょ?」という雰囲気に流されて何となく「受験しようかな。」位にしか考えていませんでした。小学5年生の終わりに塾に通い出しましたが、レベルがあまりにも高すぎてついて行けず、片道1時間かけて通ってただ座っているだけでした。

そんな気の抜けた私の姿を見た両親は当然のように激怒して、3か月ほど通って退塾させられます。

そこで、本当に中学受験をしたいのか、なぜ中学受験したいのかを初めて自分で考えました。

結果出てきた答えが、「長距離で活躍することに加えて、さらに自信をつけるため」

でした。

理由が決まってからの私は、塾に行けない分一人で集中して勉強しました。家に帰ると、とにかく家にこもって勉強漬け。走ることも一旦やめて家族ともあまり関わらず集中していました。

その結果、県内で一番の進学校に合格することが出来ました。「関西にはもっとレベルの高い学校もある。せっかく受験するなら、ダメ元でもっと上を目指したら。」という声もありましたが、それ以上はもう少しも頑張りたくない、という頑なな思いと、「自分なんかがそんな上を目指せるはずがない。」という思いがあって、さらに上を目指すことは出来ませんでした。

他の全てを捨て、一つのことに集中して自分を追い込む私の性質は高校時代にも発揮され、それが良い結果と悪い結果につながります。それはまた後ほどお話します。

走ることという唯一の支えを胸に中学に進学しましたが、入学後すぐにその支えは崩れました。

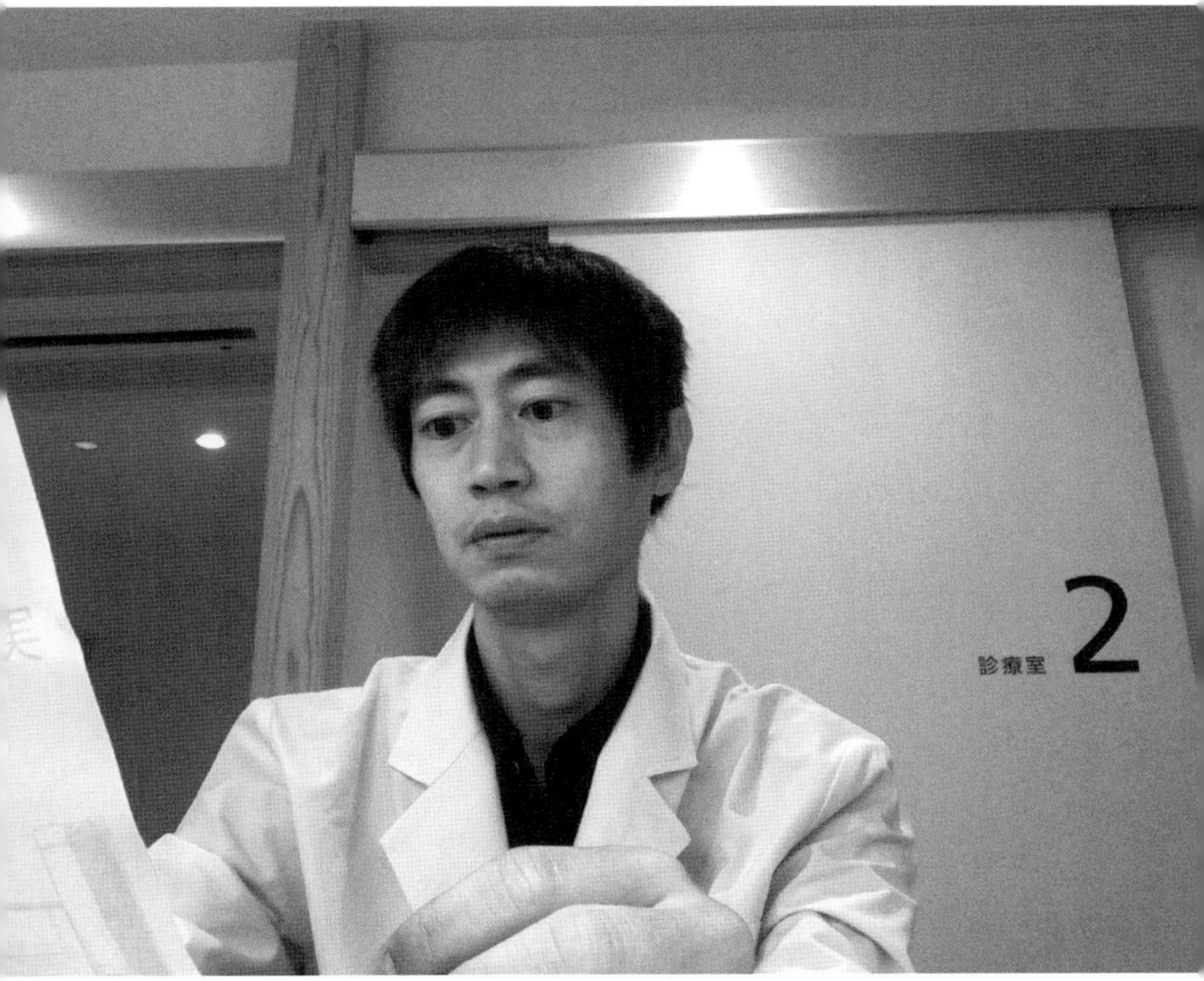
診療室 2

心の支えを失い、うつ病を発症

長距離選手として生まれ変わることが出来るという期待を抱いて、中学では予定通り陸上部に入部しました。部内選考で選手に選ばれ、1年生の5月に初めての大会出場が決まりました。

「ついに新たな人生の一歩を踏み出せる。」というワクワクし、早く試合の日が来ないか楽しみにしていました。

しかし当日の朝、競技場についた私は、これまで経験したことのない感覚に襲われました。

「怖い。ふるえが止まらない。お腹が痛い。吐きそう。」

走ることは楽しく、私には唯一の心の支えのはずでした。あれだけ楽しみにしていた陸上人生の始まりのはずが、経験したことのない状態になって私はどうして良いのか分からなくなりました。

分からないままですが、スタートの時間が来ました。スタート地点に30人以上が並び、その圧迫感のある状況に吐き気と恐怖がさらに増しました。

スタートしてからの記憶は断片的です。

気付いたらコース上でうずくまって吐いていました。

「何が起きたの？」と混乱したままもう一度走り出しましたが、再びうずくまって吐き、完全に戦意を喪失しました。

結果は途中棄権でした。なぜこのようなことになったのか全く理解出来ませんでした。

陸上選手として華々しくスタートするどころか、全員が注目している場所で吐いて恥をさらしてしまった。暗い気持ちで家に帰りました。家族で夕食を摂りましたが、誰も大会のことを話題にしませんでした。

その後、走ろうとすると自分がうずくまって吐いた光景が頭に浮かび、足がすくみました。すくむ足をどうにか動かして走り出しても、少し息が乱れると吐きそうになって立ち止まってしまいました。

楽しかったはずの走ることは、大勢の前で恥をさらした恐怖体験でしかなくなりました。症状はいつまで経っても改善しないどころか、走る時だけに出ていた吐き気が、食事をする時、バスや電車に乗る時、授業中といったように、日常生活の中でも出るようになりました。

やがてベッドで横になると吐きそうで息苦しくなり、夜も眠れなくなりました。

一向に回復せず走れないことで、父親からは怖い顔で叱責されました。しかしそれでも治りません。

「他に何もやってもダメで、自分の支えだった走ることでもダメなのか。どうやったら治るのか分からない。こんな人間は死ななきゃダメだな。」と自分を強く責めました。


一度病院を受診したことがありました。しかし、数分話をしたところで医師から言われた言葉に私は絶望的な気分になりました。

「スポーツやりたいんでしょ?みんな苦しいのを乗り越えているんだから、君もそれくらい乗り越えなきゃ。病気じゃないんだから!」

どうやったら乗り越えられるのか、その方法が分からないから苦しんでいるのですが、まったく理解されることなく、それ以上何かを言う気力はありませんでした。

「分からない自分はやっぱりダメなんだ。苦しむ自分が情けないだけなんだ。だったらもう病院にも親にも、誰にも言わない。」そう強く思いました。

もしあの時医師から私に、「それは苦しい症状だね。」や、「すぐには乗り越えられないかもしれないけど、しばらく通って乗り越え方を一緒に考えてみようか。」といった声かけがあれば、少しずつ心を開いて話が出来たかもしれません。

たとえ結果的に乗り越えられなかったとしても、人に相談出来るという安心感が私の中に残り、心を閉ざしてしまうことはなかったかもしれません。

結局、陸上部に在籍した中学3年間は走ろうとすると吐き気がつきまとい、力を発揮することは出来ませんでした。日常生活でも吐き気、食欲低下、不眠は続き、体のだるさがずっと抜けませんでした。練習には身が入らず、やる気のない部員と見られていました。そう見られることに対して「勝手にそう思ってくれ。」としか思えず、反発する気にもなれませんでした。

陸上選手になることだけが希望でしたから、それがなくなって何も目標はなくなりました。死のうと思って、家にあった市販の風邪薬を全部飲んだこともあります。しかし、そう簡単に死ねるものではなく、いつの間にか寝ていつの間にか起きて、吐き気と頭痛が強くなるだけで余計苦しくなりました。

それだけ苦しい日々を過ごし死を願っているのに矛盾しているのですが、習慣的な勉強は続けていました。

通信教育の添削指導だけは毎月必ず出していました。

それは勉強をしたいわけではありませんでした。私が答案を書いて出すと、それに対して先生の添削とコメントが返ってきます。そのコメントが優しく温かく、顔も分からない相手ですが優しく見守ってくれているという安心感がありました。絶望して死を強く意識していた私には、それが唯一の救いでした。添削とコメントを繰り返し見て、一人で泣いていました。

周りにいる誰にも心の内は明かす気持ちになれませんでした。もしかしたら受け止めてくれる人はいたのかもしれません。でも、「自分の悩みなんてどうせ大したことないと思われるだけ。話をしたら周りは軽蔑する。」そう決めつけていました。

強い孤独を感じている中で、通信教育で先生から届くコメントは人との唯一のふれあいを感じました。

現実には、安心出来る場所を作ることは出来ず、治療を受けないまま、そして回復しないまま中学3年間を過ごしました。

中高一貫校なのでそのまま高校に進学するのですが、迷わず陸上部は退部しました。陸上競技で活躍するという夢は消えましたが、「これで走らなくて良いんだ。」とホッとしただけでした。

食事の時に吐き気が出るので食事量は少なく、不眠も続くものの、陸上競技から離れると症状の程度は徐々に落ち着いてきました。

走ることからの逃げ道として勉強へ

進学校ということもあって、高校に進むと早くも大学受験モードに切り替わる同級生が増えました。私も陸上競技部を引退したので、同じように受験モードに切り替えたと周囲には思われていました。

しかし実際には、「走るから逃げたダメな奴だ。」「普通に走ることすら出来ないおかしな奴だ。」、と自分を責める気持ちが強く、受験に向けてスパッと頭を切り換えることは出来ていませんでした。

高校に入っても相変わらず走ることは出来ず、学校のスポーツテストや授業での長距離走の途中で吐いて保健室に運ばれていました。どうにか走りきった時でも、途中からは強い吐き気に襲われ自分のペースを維持することが出来なくなっていました。

普通に走ることは一生出来ないんだろうな、と考えると悲しくなりましたが、これ以上走ることと向き合う気持ちにはなれず、そのことに背を向けて逃げました。

勉強は運動が出来ない奴が仕方なくやる格好悪いこと、と偏った思い込みのあった私ですが、他に何か頑張れるものもなく、悪ぶって夜遊びをするのも似合わないと感じたので、勉強をするしかないと観念しました。

しかし、格好悪いことをやるのには自分で納得出来る理由が必要でした。勉強する理由は何か考えた末にたどり着いたのが、「スポーツをやるのなら苦しさを乗り越えないといけない、苦しさは病気じゃない、と病院で言われたけど、吐いて走れなくなってつらいのは今でも続いている。いったい自分の体はどうなっているのだろう?自分が医者になったらそれが分かるのではないか?」ということでした。

「自分の体がどうなっているのかを解明するために医者を目指そう。医学部に行くためには勉強をしないと入れない。だからやりたくないけど勉強を頑張ろう。」

これが私にとって一番しっくりくる理由でした。

医学部だったらどこでも良いだろうと自分では思っていたのですが、私が医学部を目指すというと両親は関西では一番偏差値の高い京都大学を目指す前提で話をして来ます。

私が小学生、中学生の頃には威圧的な態度で接していた父親ですが、この頃には以前のような威圧感はなくなっていました。その代わり、私の言動でショックを受けると顔色が悪くなり寝込むことがありました。

私の大学進学後の話をする親の言葉を聞く度、大学生になってまで親の顔色をうかがって、親が倒れたりしないようビクビクする自分が情けなく思えました。

高校1年生の夏に私は「東京大学に行こう。東京なら親とは遠く離れて、自分のペースで生きられる。」と決意して、東大を目指すと公言するようになりました。

東大の難しさは漠然と知っていたので、「東大を目指すという口だけで中身の伴わない奴にならないよう、全てを捨てて東大合格だけを目指そう。」とも決意しました。

私の目指した東京大学理科3類（東大理3）前期試験は、80人しか入れない、東大の中でも難関科類でした。

合格のために無駄だと思えることは一切排除して、必要なことだけをやるようにしました。東大理3は私の通う高校から毎年1人受かるかどうかですから、学校で周りと同じことをしてはダメだと考え、自分の思う勉強に取り組みました。

塾や予備校に行こうと考えた時期もありましたが、小学生の時に塾に通ってただ座っているだけだったことを思い出しました。また、塾や予備校に行けば、ついでに友人と遊びたくなるに違いないとも考えて、ただひたすら自宅学習をしました。

東大模試の過去問を25年分入手し、試験本番と同じように時間を計って解きました。

東大の入試本番の過去問は10年分くらい解きました。

走ることから逃げたという罪悪感、死にたい気持ちをずっと持ち続けてきた私は、勉強のやり過ぎで死ねるなら本望とすら考えていました。

そうやって追い込み続けることが、良い結果と悪い結果の両方をもたらしました。

独自の勉強スタイルで日本一に

東大合格のために私が行った勉強は、とにかくスピードを重視することでした。どうしても分からない問題は分からないままで置いておき、とにかく先に進みました。

問題集を1冊終えると、間違えた部分だけ後からまた繰り返して解き、そこでも間違えたものはまた後で最初から順に解いていく、ということをひたすら行っていくと、最初はあまりにも難しくて手も足も出なかった問題でも徐々に出来るようになりました。これがどの程度受験勉強につながっているのか、確信が持てずに不安はありましたが、それでもやり方を変える不安の方が大きく、そのままの勉強方法を貫きました。

「どのような勉強をしたら東大に入れますか？」という質問を今でも頂くことがあります。ものすごく効率的な方法、特殊な方法を答えると期待されているのですが、実際のところは市販の問題集をひたすら繰り返し、スピードを上げて解いていく方法でした。分かるまで何回も何回もしつこく繰り返しました。

私が高校に進学すると同時に、兄は医学部に現役で合格をして一人暮らしを始めていました。

私より先に医師への道を歩み出し、私より先に一人暮らしという自由を手に入れていることに、「このままでは何も兄に勝てない。」と焦りが強くなりました。走ることでは兄を超えられなかったので、せめて勉強だけでも。その思いが私の集中力をより高めました。

自宅で両親とはほとんど話をせず、家に帰ると自室にこもって勉強をしていました。勉強が苦痛になることももちろんありましたが、「この家から出ていく。」と考えるだけでモチベーションが回復出来ました。

高校生なら異性の目なども意識して、服装や髪型なども変わってくるのですが、私は「見た目を気にするようでは東大合格なんて無理だ。」と強く思っていたので、「ダサい。」と言われても気にせず、「ダサくならないと合格は出来ないんだ。」と頑なになっていました。

中学時代、自分が走れなくなっていても陸上競技の大会をテレビで観戦はしていました。自分が競技するという意識を捨てて、一人のファンとして観戦を楽しむことが出来ていたのですが、それも一切やめました。

小学生時代、「中学に入れば陸上競技で活躍して、一気に世界が変わる。」と考えていたのと同じように、高校時代にはいつしか「東大理3に入って一人暮らしをすれば、一気に世界が変わる。」と安易に考えていました。

走ることで挫折して後がなくなり、自分にとって余分だと思う全てを排除して、東大理3に合格することだけを目標にしたところ、驚くような結果が出ました。

高校3年間で多くの模試を受けましたが、総合1位を3回も取り、総合1桁順位も多く取りました。

中学時代に心の支えとしていた通信教育で、勉強をする習慣がついて勉強の基礎が出来ていたのでしょう。そんな思わぬ形で、中学時代の積み重ねが生きていました。

本来なら、この結果で自信を得て心が落ち着くはずでしたが、私の場合そうはなりませんでした。

全国1位を取っても、「今回はたまたまで、次はダメだろう。化けの皮がはがれるだろうな。」「次ダメだったら、ものすごく馬鹿にされるだろうな。」「全国1位を取ったのに受験本番で落ちたら笑いものだよな。」などと、マイナスな方向に考えが進んで止まりませんでした。

ある時模試を受けに行くと、私の受験票の学校と氏名を確認し、「おい、あいつは○○高校のオカモトや…」と周りの数人が話しているのを耳にしました。その時から、周囲の視線を過剰に意識するようになりました。「あいつ、全国1位のくせに大したことないな。」という悪意のある目線で見られている。そう被害者的に捉えて怯えていました。


私に対する両親の評価の最低ラインが「全国1位」となっていることも強く感じるようになりました。記憶しているのが、私が高校3年生の時のことです。模試で明らかなミスをして、全国60番台という成績を取って帰った時のことでした。結果を知った両親の顔色はみるみる青ざめ、2人とも寝込んでしまったのです。

全国60番台、って今から考えれば充分すごい成績なのですが、当時の私は「とんでもないことをしてしまった。」と自分を責める気持ちと、「やっぱり親には何も相談しちゃダメだな。」と諦める気持ちを強く持ち、ますます親との関わりを避けるようになりました。

全国1位の反動

勉強に専念し、全国1位という これ以上ない成績を取ったのですが、そのまま全てが順調に進むほど甘いものではありませんでした。

中学を卒業して陸上競技から離れることで一時的に落ち着いていたかに見えた症状がぶり返してきたのです。つまり、眠れない、食べられない、吐きそうになる、中学時代に苦しんだ症状が再び悪化しました。

高校2年生になると、食事を見ただけで吐き気がして何も喉を通らなくなりました。そこで無理をして食べると、途端に吐いてしまいます。でも食べないと体がもたないと分かっていたので、学校に着くとまず食事を1口、休み時間にまた1口と少しずつ時間を分けて取るようにしていました。周りから見ると、「朝っぱらから早弁をしている態度の悪い奴」でしたが、なりふり構っていられません。ただ、少しでも食べ過ぎるとたちまち吐いてしまうので、慎重に少量ずつ口に運んでいました。

やがて、強い吐き気のためにバスや電車に乗ることが苦痛になりました。中学、高校と電車通学をしていたのですが、ドアが閉まる瞬間に苦しくなり、たった数分乗っているだけなのにとてつもなく長い時間に感じました。自分の体をつねって耐えていましたが、耐えられずに途中で降りたことが数多くあります。途中で降りて電車に乗れず、そこから歩いて大幅に遅刻して登校したこともあります。

授業中も強い吐き気に襲われていました。授業が始まると自分の体をつねって吐き気を我慢していましたが、耐えられない時にはトイレに行きました。授業中に何度もトイレに行くわけにはいかないので、どのタイミングでトイレに立つかを見極めることに神経を使いました。

睡眠についても、疲れているはずなのに眠気が来ず、明け方まで起きていることが度々ありました。寝なきゃと思って焦りますが、焦れば焦るほど目は冴えます。昼間眠くはなるのですが、昼寝をしようと試みても眠れないまま夜を迎えます。夜になると日中の眠気が消えてなぜか目が冴えて、という日々の繰り返しでした。

常にお腹を下し、常に風邪を引いているというように体調の変化も起きました。

徐々に頭が働かず、集中力が低下していました。

実際に試験で信じられないような初歩的なミスをしたこともありました。調子が悪いことを悟られたくないために、「真面目にやらずにちょっとふざけてみたんだ。」と周りには強がっていましたが、自分でも明らかな不調を自覚していました。

これだけ調子が悪いと感じていながら、私は誰にも相談することはありませんでした。両親に相談してもまた怒鳴られたり、逆に両親の方がショックを受けて倒れてしまうだろうと思っていました。

中学時代に病院を受診した時に、お医者さんに「それくらい自分で乗り越えないと。」と言われたことが私の頭には強く残っていて、病院に行くことも考えられませんでした。

本来、吐き気、不眠、胃腸の不調は、心の病気の一つとして現れやすい症状です。読者の皆さんは、私のように我慢したり、いずれよくなると楽観視せずに、またそれが体に起因するのか心に起因するのか、自分だけで判断せずにまずは病院へ行ってみてください。

友人には恥ずかしくて相談出来ず黙っていました。何事もなく冷静で、時々悪ふざけをする、そんな姿を演じていました。そのためか、友人からは「お前はのんきでいいなあ。」と言われたこともあります。

それでも敢えて分かってもらおうとはせず、「皆それぞれ悩みはあるんだろう。自分の悩みなんかは大したことないんだろうな。」と思い、自分のつらさはしまっていました。

しかし、一方でこのままの生活は続かない、このままでは確実に死んでしまうことは自分でも分かりました。苦しい、出来れば今すぐにでも死んでこの苦しみから逃れたい。そう考えて、中学時代と同じように市販の薬を多く飲んでみましたが、死ねませんでした。死ねなくてがっかりすると共に、確実に死ぬことが出来る方法を考えないとダメだなと理解しました。

かといって、どうしたら良いのかすぐに考えが浮かぶわけでもありません。死ぬことを望む一方で、死ぬことへの恐怖心もありました。

「大学受験が終わるまでは勉強を続けて東大理3合格を目指そう。もし落ちたら、そのまま死のう。」

それが私の答えでした。

「全国1位になっても受験で失敗した奴。陸上でダメなのに勉強でもダメな奴。そんな価値のない人間が生きていても許されるはずがない。どうせ死にそうなくらい弱っているのだから、思い切って実行しよう。」そう固く決意しました。

高校2年生の終わりに、東大を目指す友人数名と共に1泊して東大を見学に行きました。各自自由行動になった時、私は合格発表が行われる東京大学本郷キャンパスを出て周囲を歩き、自殺実行場所と方法を決めました。頭の中で何度もシミュレーションをして、どのタイミングなら確実かを考えました。

自殺が成功したら、身近な人たちはどんな反応をするだろう。そういった人たちの顔を思い浮かべると、悲しくなって涙が出ました。

かと言って、この苦しみをずっと我慢出来る自信はありませんでした。葛藤はありましたが、やはり受験で失敗した私が生きていることは許されないという結論に達しました。

「このやり方なら絶対に失敗しないで確実に死ねる。」

「合格出来たら、もう勉強はしないから今の苦しみから離れられる。不合格でも死ねば良いから、どちらにしても今の苦しみから離れられる。」

そう思うと不思議と心が軽くなり、自宅に帰って遺書をすらすらと書けました。

学校では表だっていじめられることはなかったのですが、どうしても目立つ存在であるため、机に「調子に乗るな！」「死ね！」などと悪口を書かれたこともあります。ショックはありましたが、「お前に言われなくても死ぬから大丈夫だよ。」と心の中でつぶやいて、受け流すことが出来ました。

生き延びたけど目標を見失う

吐き気が常にあって食欲がなく、夜も眠れない。常に風邪を引いていて頻繁に熱を出し、お腹も下していて、心身共にボロボロでした。高校3年生の夏に体重計に乗ってみたら、48kgになっていました。当時の身長は177cmでしたから、相当痩せていました。それでも高校2年生の初めには52kgあったので、元々痩せていたのがさらに痩せてしまいました。

集中力、注意力は低下しており、勉強をしていても簡単な問題で間違えることが度々ありました。模試ではそうならないように注意はしていたのですが、それでもやはり不注意から大量失点してしまうことがありました。

しかし、総合では全国上位の成績を維持していたので、私の不調に周囲の誰も気付いている様子はありませんでした。

「合格でも不合格でも、どっちにしても合格発表の日には楽になれる。」

それは私にとって大きな支えとなりました。不合格だったら自殺しようと思っているのに、死ぬことを支えに生きるというのは変な話ですが、この苦しみには終わりがあると分かっていることは励みになりました。
勉強をしたくない、そう思ったら財布に忍ばせている遺書を取り出して読みました。読んだ後は苦しみが少し減って、また机に向かう力を振り絞ることが出来ました。

年が明けて1月に受けたセンター試験当日も熱を出してお腹を下していました。眠れない、食べられない状態も当然続いているため、体調が悪く、集中出来ないかと思いきや、「ダメでもどうせ死ねば良いんだから。」とかなり開き直って冷静になっていました。

結果は、社会だけ100点中の89点でそれ以外の科目は全て満点でした。
周囲は驚いていましたが、私は何も感情が湧いてきませんでした。嬉しいとも悲しいとも思わず、ただこの苦しみから逃げる日が待ち遠しい、それだけでした。浮かれた気持ちにならず、センター試験のあとも残り何日とカウントしながら勉強を続けました。

センター試験と2次試験の間に高校の卒業式がありましたが、私は出席しませんでした。中学の卒業式も出席していませんが、これは単にインフルエンザによるものでした。

高校の卒業式は、「行きたくない。」とだけ言って詳しい理由を両親にも誰にも言いませんでした。２次試験直前ということもあり勉強に専念したいからだと両親は考えていたようですが、本当の理由はそうではありませんでした。

「卒業式に行くと、死にたいという強い気持ちが揺らいでしまいそう。合格して生きるか、不合格で死ぬか。それ以外の選択肢は作りたくない。」

これが卒業式に行かなかった理由です。もちろん、本当のことを言えば周囲は止めるのは明らかです。私はただ、行きたくないとしか言えませんでした。

そうしたところ、高校の担任の先生が私の自宅まで会いに来て下さいました。「何か悩みがあるんちゃうか？」そう問いかける先生に対しても、うつむいたまま何も言えませんでした。

私一人のためにわざわざ自宅まで来させたことがただただ申し訳なく、「こんなダメな奴はもうすぐ消えます。」と心の中で繰り返して頭を下げていました。

迎えた2次試験当日。緊張するどころか、「いよいよだ。もうすぐこの苦しみから逃れられる。」という解放感すらありました。

かといって調子が良くなったわけではなく。相変わらず眠れないし、倦怠感や吐き気も強く、食事が摂れません。集中力も低下し、理科で問題の読み間違いをして大きく失点してしまいました。

力を出し切ったとは言えませんが、ようやく受験勉強生活は終わりました。

2次試験は前期試験と後期試験があり、前期試験で落ちた場合に私のセンター試験の点数ですと後期試験の受験資格もありました。しかし、前期試験で落ちたら後期試験は受けずに自殺する予定でした。

2次試験が終わってからは一切勉強をしませんでした。

一応自己採点もしましたが、理科で大きな失点をしたことは分かるものの後はどのような答案を書いたか覚えていない部分も多く、手応えはありませんでした。

合格したら生きる。不合格だったら自殺する。その考えはぶれないでいたので、比較的冷静な気持ちで合格発表を待ちました。

そして迎えた合格発表当日。本郷キャンパスの掲示板で自分の受験番号と名前を確認しました。喜びや感動も、涙もなく、「あ、あった。」それだけでした。「合格したから生きなきゃ。」と、財布に忍ばせていた遺書をコンビニのゴミ箱に捨てました。「生きるって決めたんだから生きよう。でも、もう勉強はしたくない。」

医師になって自分の不調の原因を知るために、勉強を頑張り出したはずでした。しかし、いつの間にか私は大学受験が最終ゴールになっていました。そして死を決意するほど追い込みながら最終ゴールに何とか到達し、そこから先の人生での目標を完全に見失っていました。

先の見えない道を再び走り出す

東大理３に合格するという目標を達成できて、引き続き生きることにしました。しかし合格しても私の心が浮かび上がることはありませんでした。燃え尽きてしまい、何をして良いのか分からない状態でした。

合格したことで取材を受けて冊子にも載りましたが、本当の気持ちは話すことが出来ませんでした。まるで自信満々の受験生活を送って来たかのように、希望に満ちあふれているかのように話をしました。

ただ、病状に変化はありました。もう勉強はしないでいいんだ。そう思うと、少しだけ眠れるようになり、少しだけ食べられるようになりました。大学入学前には48kgまで減っていた体重は徐々に増えて、50kgを超えていました。大学に入って身長が少し伸びて180cmを超えたので、まだまだ軽いままなのですが。

大学に入学して東京での一人暮らしが始まりましたが、授業が始まってからも目標を見失った状態が続きました。

授業にも参加する気になれない。参加しても頭に入ってこない。そんな状態でしたが、頻繁にかかってくる親からの電話には「ちゃんと授業には出ている。周りにも馴染んでうまくやっている。」と嘘をついていました。

まだ走るのが怖い状態はずっと続いていましたが、「もしかしたら走っても吐くまでのことはなくなっているかも。勉強はやる気になれないけど、もしかしたら小学生の時みたいにまた走れるかも。」と根拠のない期待を持って陸上競技部の練習に参加しました。といっても、本格的に陸上競技に取り組む自信はなかったので、医学部生だけが入れる「鉄門陸上部」の練習に顔を出しました。

しかし、初回の練習で早速期待は打ち砕かれました。ウォーミングアップのジョギングを数分しただけで吐きそうになって、ついていけなくなりました。ついていけないペースではないのに、吐き気がこみ上げてまともに走ることが出来ません。

情けないと思いつつ、それを誰にも相談は出来ませんでした。しばらくは先輩方と一緒に練習はせず、一人でゆっくりジョギングをしたり、吐き気が出ない100ｍくらいの距離を何本も走ったり、ごまかしながら出来る練習をしていました。

それでも徐々に体力は戻り、1年生の冬場にはかなり練習が出来るようになっていました。大会に参加するとやはり強い吐き気に襲われて足がすくんでしまいましたが、それでも途中棄権することなく走り切ることが出来ただけで毎回ホッとしていました。

走れるようになると、少しですが勉強する気力も戻りました。とはいっても高校時代と違って、留年するかどうかギリギリの際どい成績でした。

人と話をするのは依然として億劫に感じていたので、対人交流は入学当初から変わらず希薄でした。しかし、全体としては入学当初よりも確実に調子が上向いていることを実感できました。睡眠の質も入学当初より改善していましたし、食事量も一般的な量に近付いていていました。

死にたいという気持ちはずっと心の中にありますが、高校時代のように遺書を書こうと思うことはなく、「死にたいけど、今すぐじゃなくてもいいか。」というくらいでだいぶ薄れていました。

一人暮らしをして両親から遠く離れたことも病状改善に向かう要因の一つでした。

頻繁に連絡は来て、時々東京にやっては来るものの、実家に暮らしている時のように威圧的な接し方をすることもなく、両親がショックを受けて吐いて倒れる姿を見ることもなくなっていました。

陸上競技の練習が徐々に出来るようになったことで、「2年生になって競技会が始まれば、良い成績が出るかもしれない。」そんな期待も感じられるようになっていました。

しかし、調子が上がってくるからどんどん練習をしよう、と走ることばかり考えていて、体のケアをおろそかにしていました。高校3年間何も運動しておらず、体力が落ちていた私の身体は限界を超えてしまいました。

振り返ってみると、当時は自分の体のケアについてあまりに無知であったなと思います。練習の疲労がどの程度溜まっているかを自分で把握し、練習の強度や休養のタイミング、食事の摂り方をどうするか。人に聞いたり、自分で調べることは出来たはずです。それをせずにただ練習に打ち込むことが大きな躓きにつながったと痛感します。

ケガを機に再発したうつ病

大学1年生の3月、競技会シーズン開幕を間近に控えてますます練習量や質を高めて追い込んだ練習をしている最中、右太もも裏に激しい痛みを感じました。肉離れを発症していることは明らかでした。しっかり休んで、治療に行く必要があります。しかし当時は、痛みを感じつつも「せっかくここまで練習出来るようになったのに、今頑張らないわけにいかない。」と考えて練習を続けました。

痛みは落ち着くどころか長引き、やがて右足に力が入らなくなってきました。走るたびに動きが悪くなり、ついに1歩も走れなくなってしまいます。

そんな状態で大学2年生の競技会シーズンを迎えました。冬場はあれほど楽しみにしていた競技会ですが、練習不足と強い吐き気で走れていなかった1年生の春時点よりもさらに遅くなっていました。

どうしたら良いのか分からず、でも休むのが怖くて色んな練習方法にチャレンジしました。しかし休まない、治療にも行かないという状況では回復するはずもありません。逆に走れなくなる一方でした。「休むと1年間の頑張りが無になる。病院には行かずに治さなきゃ。」という考えにとらわれて冷静な判断が出来なくなっていました。

そうしているうちに、走ると強い吐き気に襲われるという症状が再び強くなってきました。人前で食べようとすると吐きそうになって食べられず、倦怠感が強くなり、朝方まで眠れなくなる、そんな状態が段々と強くなりました。

苦しい、死にたい、と考えるようになり、走るどころではなくなりました。お酒を飲むと、飲んでいる間は楽になったり、飲んだ後に少し眠れたりすることに気付き、お酒を毎日飲むようになりました。しかし、飲んだ後に気分が落ち込み、ドキドキして不安が強くなったりして落ち着かなくなりました。それを解消するためにまたお酒を飲んで、と危険な飲み方をしていました。

勉強する意欲もなく、大学には行ったり行かなかったりが続きましたが、試験直前に気を取り直して勉強してかろうじて進級は出来ました。

大学生になり、自分の不調が体の病気ではなく精神的な病気ではないかと薄々感じるようになりました。そこで、自宅から通える距離にある心療内科を一人で受診しました。しかし、中学1年生の時に病院を受診して、「それくらい乗り越えなきゃ。」と言われたことが依然として強く心に残っていました。

「本当にツラいことを話すと、また同じように言われてしまうのではないか。」と考えた私は、病気の症状についての書籍を読みました。

「気分が落ち込む、食欲がない、眠れない、というのは言っても大丈夫だな。死にたいというのは重症と思われて診察してもらえないかもしれない？じゃあこれは言わないでおこう。」というように、何を言えば良いかを決めて受診しました。

担当した医師は、私の話に耳を傾けてくれました。しかし、深い話をしたら説教されるという警戒心が強かった私は、表面的な話しか出来ませんでした。ひと通り話を聞かれた後、「うつ病だろうね。ご飯を食べられてないし、薬を飲んでみると良いよ。」そのように医師に言われて薬の処方が出ました。

薬の内容は忘れてしまいましたが、服用すると吐き気はより強くなり、食事をするどころではありませんでした。常に眠くてだるくて起き上がるのも苦しい。1週間は服薬をしましたが、副作用に負けました。

良い変化としては、少し眠れることとお酒を飲まなくなったことがありました。しかし、それ以上服用することが難しく、1週間で勝手に薬の服用をやめてしまいました。やめると副作用は徐々に抜けて体が楽になるのですが、そうすると今度は症状として吐き気が強くなり、食事が摂れず、眠れなくなりました。

副作用が出たならそれを医師に報告し、薬を調整してもらうことが必要ですが、正直に話すことで何か強く言われてしまうのではないかと過度に恐れ、「薬は飲んでいます。眠れるようになったし、食事も食べられるようになりました。」と嘘を言いました。

病院の通院費が負担であったこともあり、数回で通院を中断しました。その後も時々余っていた薬を飲んでみましたが、1回でも飲むと吐き気や倦怠感が一層強くなって、楽になるどころか苦しくなりました。

走れるようになるかもと淡い期待を抱いていたのが消え、勉強もかろうじて留年を免れている状態でした。

「やっぱり自分は何をやってもダメな奴だ。」という思いが強く、大学4年生の秋頃までは何をするにも身が入りませんでした。

しかし、走ることに身が入らなかったおかげで、足のケガは徐々に回復し、右足が完全には伸ばせないという後遺症は残ったものの、足に力が入って走れるようになりました。

精神科医師を含め他の人に対して心を開いて症状を話す気もないので、治療がうまく行くはずはありません。少しずつでも自分のことを伝えていくことで、医師が私によりよく手を差し伸べることができたのではないかと今では痛感しています。

ただ、当時は既にインターネットで様々な情報を検索して得ることも出来ました。自分の症状や治療について調べて、他の人達がどのような対策を立てているのかを知ることは出来ました。正しい情報が得られない可能性もありますが、ただ調子が悪いのを我慢して過ごすのではなく出来ることはあったな、と反省しています。

走ることで得られた小さな充実感と過信

医学部は大学生活が6年間あり、5年生、6年生は病院実習で忙しくなります。5年生になると部活を引退する同級生もいますが、私はようやく走れるようになってきたので陸上競技を続けました。

この頃には身長の伸びも完全に止まり182cmでした。体重は55kg前後で安定し、大学に入った頃より筋肉が増えて、食事も比較的食べられるようになっていました。睡眠は安定せず、眠れない日の方がかなり多かったのですが、それでも眠気で生活に支障を来すまでの不眠ではありませんでした。

大学1年生の終わりにケガをした右太もも裏は結局完治せず、まっすぐに足が伸ばせない状態が続いていました。そのため体のバランスが崩れており、練習をすると別の箇所に痛みが強く出ました。「また大きなケガをしてしまったら怖い。」という恐怖心が強くて、限界を超えて完全に追い込みきるまでの練習を出来ませんでした。

陸上選手としては全く結果が残せず歯がゆい思いはありましたが、小学生の頃のように陸上選手になる夢はなく、ただ途中棄権しないで完走出来るだけで毎回ホッとしている自分がいました。この時期に食事が摂れるようになったこと、練習や大会で吐かずに走りきることが出来るようになったことは私にはちょっとした自信になりました。

また、この時期は他大学の選手達と一緒に練習をして、一緒に遊びにも行ったり、陸上競技を通じて外との交流を多く持つことができた時期でもありました。私から積極的に声をかけるというよりも、周りの選手達が私に声をかけてくれ、私を他の選手に紹介してくれて、という受け身な形ではありましたが人とのつながりを感じて少しずつ周囲と打ち解ける体験をしました。

このように共通の話題が出来る人との交流を多く持っていたことも、うつ病の症状が落ち着く要因になりました。

この時期にある程度回復したことで、私は「不調からは完全に脱した。吐いて走れなかった自分から生まれ変わった。もうあの頃のようにはならないだろう。」と過信しました。ある程度までなら追い込んでも大丈夫じゃないか、むしろ追い込めないようだったら存在価値もないのではないかと考えて、疲労を溜め込みながら走っていました。

元来の自己評価の低さから、何をやってもダメな自分が出来ることは、人より追い込んで練習することだけだと決めつけていました。

高校時代に勉強で限界を超えて自分を追い込み続けていたことと同じように、陸上競技でも自分を追い込もうとしていました。痛みが強く出て追い込みきれなかったために重症にはなりませんでしたが、ケガなく追い込んでいたら確実にうつ状態が悪化し、死にたいという気持ちが強く出ていたと思います。

走ることに没頭する一方で、勉強に関してはかろうじて留年を免れる、低空飛行が続いていました。「走り過ぎて頭に酸素が回っていないんじゃない？」「高校時代本当に1位だったの？」と言われるほど、完全に落ちこぼれていました。

そうはいっても、大学5，6年生は、病院実習をしながら卒業後の医師としての進路を決める大事な時期でもありました。

精神科医になった理由（わけ）

中学時代から吐き気、倦怠感や不眠に苦しみましたが、病院に行っても「それくらい乗り越えないと。」と言われて、いったい自分の不調がなぜなのかを知りたいと思ったことが医師を志したきっかけでした。

高校時代に漠然と思っていたのが、「スポーツドクターになったら分かるかも。」ということでした。

大学に入ってから精神科に通院したのですが、それが自分の目指す道とはつながっていませんでした。大学5年生の途中までは、「スポーツ選手を一番診るのは整形外科だから、整形外科医になるかな。」と考えていました。

しかし、当たり前ですが整形外科医はスポーツ選手だけを見ているのではありません。整形外科で診る疾患はもっと幅広く、スポーツ整形といわれる分野はその中の一部です。

6年生になって希望して整形外科を1か月間回ったのですが、自分が整形外科医としてやっていく姿がどうしてもイメージ出来ませんでした。

本来ならばそこからもっと積極的に進路を考えて活動すべきなのですが、実はある体験を機に私は「私なんかがどこに行っても迷惑なんだろう。」と消極的になっていました。

それは5年生になって最初の実習でのことです。1週間という短い期間でしたが、その科の勉強をしっかりして、協力して頂ける患者さんとも時間をかけて接し、朝から遅い時間まで自分で言うのも変ですが熱心に取り組みました。

受け持った患者さんについてのレポートを私なりに一生懸命に作成し、その科の医師全員が集まる場で発表を行いました。しかし、そこで教授に言われたことは、「これ、研修医のレポートをうつしただけだろう?そんなの実習とは言わない!」という厳しい内容でした。

それは研修医のレポートをうつしたのではなく、自分で一から作成したものだったのですが、それが言えず黙ってしまいました。そして、「自分は何をやってもダメなんだ。ダメだから、自分で作成したとも思ってもらえないのだ。」と考えて落ち込んでしまいました。自己評価が低く周囲の目を過剰に気にする私には、その時のことがとてつもなく大きな出来事のように感じてしまいました。大人数の前で否定されたことの恥ずかしさ、情けなさばかりが頭の中を占めていました。

それ以降の実習では消極的になり、「どうせ自分なんかがこの科に行っても邪魔だろうな。」という考えばかりで、自分の進路を決められずにいました。周りから見ると、いつまで経ってもやる気のない奴でしかなかったと思います。

そんな煮え切らない状態の私でしたが、精神科を回った時に大きな衝撃を受けました。

どの科でも患者さんの「現病歴」といって病気になるまでの経緯や受診までの経過を聞き取るのですが、精神科の現病歴は聞き取る量が違いました。兄弟の人数、親の職業、生い立ち、性格など細かに聞いた内容が記載されていました。患者さんの全てを理解した上で治療開始をしている。そういう印象を受けました。

また、同じ診断名がついていても治療方法が全然違うことも衝撃でした。治療薬が異なるだけでなく、ある患者さんには「ゆっくり休んで下さい。」と休養を勧めて、ある患者さんには「起きて作業療法をやってみましょう。寝てばかりでは回復が遅れます。」と外との交流を勧める。

他の科の医師の中には、精神科医のことを馬鹿にする医師もいました。「あいつら（＝精神科医）を見ていると、どっちが患者か分からないよ。」「あんな医者じゃないよ。誰でも出来ることしかやっていない。」という言葉を耳にしたこともあります。

しかし、これだけ患者さんの話を丁寧に聞いて患者さんの全体を理解し、治療方針を決めていくのは誰でも出来ることではない、と私には思えました。

同じような治療を私も出来るようになりたいという気持ちが強くなり、精神科医を志しました。中学時代からの私の不調の原因も何か分かるかも、という思いもわずかにありました。

6年生の夏になって進路が決まってからは、出遅れましたが徐々に勉強に身が入るようにもなり、試験での成績も徐々に上がりました。

そして無事に大学を卒業し、医師国家試験にも合格し、２００３年4月から精神科医としての生活が始まりました。

しかし、その直前に私と両親との間で大きな衝突が起きました。

両親との衝突とともに始まった研修医生活

無事大学を卒業して、医師国家試験にも受かって表向きは順調に研修医生活をスタートさせたのですが、その直前に両親との間で衝突がありました。

国家試験が終わった後、母親から電話が来ました。そこで今後の話をしていたのですが、「将来は開業したいな。」という私の考えを伝えました。

その時、私に開業についての明確なビジョンがあったのではありません。大学で勉強に充分身が入らない状態が続き、卒業して研究をやっていくだけの能力はない、勉強のピークは大学受験時で、それを超えることは不可能だ、と感じていました。そして、精神科医になりたいと考えた時に、小さなクリニックで人知れず働き、患者さんの話をじっくりと聞いている私の姿しか思い描けませんでした。

しかし、「開業したい。」という私の言葉を聞いた両親は烈火のごとく怒り出しました。2人で交互に電話口に出て、「開業なんか医者のクズがやることや！」「そんな落ちこぼれた生活をするのか！」と激しい口調で罵ります。

一旦電話を切った後にまた両親からかかってきて、「お前の友達の○○君のお母さん（医師として働いている方です）が、『開業なんかするの？』ってお前のことをバカにしとるぞ。」と他人の名前を出して私を貶しました。

「研究者として、教授を目指して生きていくのが正しい道や！」「お前のことなんか、今まで1回も信用したことない！」などと延々罵声は続きました。

なぜそこまで言われないといけないのか理解出来ず、「落ちこぼれで何が悪い！」「教授？そんなもの目指したいと思ったことなんかない。」「信用したことないのなら一生そのままで結構！」と私も激しい口調になって言い返しました。

結局衝突したままどちらも歩み寄ることなく、その電話を切りました。この時から両親とは疎遠になりました。

今になってみると、両親がなぜこのような言葉を投げかけてきたのか、理解できる部分が多くあります。父親は学部こそ違うものの、私と同じく東京大学を志望して受験に失敗しました。結局東京大学には進学出来ず、その挫折を胸に大学で勉強に励み、大学院を出て研究者として生きて大学教授になりました。

私が勉強で全国1位になり、東京大学に現役で合格して、父親は私に夢を託して大いに期待したことでしょう。東京大学を出て研究者として大成してくれるものだと信じていたようです。

期待をかけていて、それを実現してくれると信じていた子どもが、その期待に反して、「開業したい。」と言った。さらには、一番価値があると考えている教授という肩書きを否定した。それが大きな裏切りや侮辱と感じて、ショックが大きく許せなかったのかなと推測しています。

その考えを受け入れるかどうかは別として、今なら言葉の背景を理解出来るようになりました。

自分が親になると、子供に対して「何か大きな業績を挙げられるような人間になって欲しいな。」「父親である私のことを心のどこかでは誇りに思っていて欲しいな。」と期待をしてしまいます。

きっと私の父親も私にこのような期待を持ってくれていたのでしょう。

ただ、親の期待が時には子供達を振り回して苦しめることも身を以て理解しているので、子供達の考えを尊重してサポート役に徹するんだと自分に言い聞かせています。

そんな衝突はありましたが、精神科医としての生活が始まりました。すぐに栃木に転勤になりましたが、早い段階から栃木県内の複数の病院で当直業務を行い、終わると休みなく大学病院で勤務して、という予想通りの忙しい生活でした。1か月のうち半分以上は当直をして病院に泊まり、生活リズムは不規則になりました。

大学を卒業すると同時に結婚もして翌年には子どもが誕生し、私生活でもめまぐるしい変化がありました。

走ることを含めて一切の運動をやめたので、大学時代に55kgから増えなかった体重は1年後には67kgになりました。

研修医1年目から多くの仕事を任されて、精神科医としては大きく成長することができました。きついと感じることはもちろんありましたが、「どうせ何をやってもダメなんだから、せめて人よりきついことだけは積極的に引き受けていかなきゃ。」そう自分に言い聞かせていました。きついことが嫌ではなく、きつければきついほど自分が生きている実感を得ることが出来ました。

「何をやってもダメな私を選んでわざわざ頼ってくれているのだから、断るのは失礼だ。」「断った瞬間に、こいつはやっぱりダメだと見放されてしまう。」そう考えて、きついことはドンドン引き受けることを意識しました。

患者さんには、「無理のしすぎですから、少し休みましょう。休むことは悪いことではなく、元気になって働くために必要なことです。」と言いながら、「でも最底辺のダメな私には休む権利はない。」と自分自身は無理を重ねました。

このまま突っ走ると壊れてしまうなという自覚はありましたが、「壊れたら所詮はその程度の人間でしかないということ。」と意に介しませんでした。

実家との距離

私が研修医1年目の時に、母親がガンを発症しました。両親と大げんかして疎遠になったとはいえ、心配をした私は実家に電話をして「休みを取って実家に戻るよ。」と母親に話しました。しかし、母親は「いや、忙しいやろうから無理しないで良いよ。」と繰り返すのみです。確かに忙しい生活ではありますが、職場に事情を話して申請をすれば数日休むことは可能でした。休みは絶対に取れるから、日帰りでも顔を出すと告げる私に、母親はようやく事実を話しました。

父親は私との電話での口論を機に精神的不調となっていること、私の話をするだけで不安定となり、会うことにより病状が大きく悪化する可能性が高いことを知りました。

私は、実家に行くとはそれ以上言えませんでした。

「自分のせいで、父親を傷つけてしまった。その結果、母親が病気になって手術を受けるというのに、実家に近寄ることも出来なくなった。」

自分を責めましたが、どうしようもありません。母親はその後もガンの再発と手術を繰り返していました。しかし、私は時々兄から両親の様子を聞くことしか出来ませんでした。

実家のことを気にしつつも、精神科医としての生活は変わらず続きます。栃木県内での2年間の研修医生活を終えて、2005年6月から埼玉県内の病院で働き出しました。

研修医が終わっても、頼まれた仕事は大体何でも引き受け続けていました。「どうせ何をやってもダメなんだから、せめて人よりきついことだけは積極的に引き受けなきゃ。」という考えは持ち続けました。

その結果、医師4年目の夏頃から私は徐々に不調を自覚するようになりました。

まず、右まぶたが勝手にけいれんするようになりました。いつの間にか治ったのですが、今度は胃の不調や胸の痛みが頻繁に出現し、食欲が落ちました。

毎月のように胃腸炎でダウンしたり、風邪を引いてしまいました。70kgまで増えていた体重は段々減り、気づけば60kgを切っていました。睡眠の質も明らかに低下しました。

体調不良で苦しんだ時期でしたが、同時に精神科医としての私の方向性が決まった時期でもありました。

栃木県、埼玉県で働いてみて、地域の精神科医療の流れを考えた時に、その最初の窓口である開業医がしっかり機能しないと、その地域はうまく回らないと感じました。「精神科開業医がいない地域で精神科クリニックを開業して、その地域の窓口としてしっかり役割を果たしたい。」と強く思いました。

大学を卒業する時には、漠然とした考えで開業医になりたいと言い、両親と衝突しました。ここに来て、開業をしたいはっきりした理由を決めることが出来ました。

また、数は少ないのですがスポーツ選手の診療をする機会も時々ありました。部活動としてやっている学生、社会人、さらにはプロとして競技をしている選手がいましたが、その多くは精神的な不調に陥ったことを周囲から理解されず、我慢して悪化してようやく病院を訪れていました。また勇気を振り絞って病院を受診しても「病気じゃないから。」と医師に相手にされなかったり、「競技を辞めたら良いだけ。」とスポーツを辞めることの重さを理解されなかったりして苦しんでいました。

私が中学1年生の時に、「それくらい乗り越えてないと。」と突き放された時と何も変わっていないんだなと実感しました。開業をしたら、スポーツ選手の診療にも力を入れたいと思うようにもなりました。

4年間埼玉県内で勤務した後は、2年間栃木県内の病院で働きながら開業準備をすることにしました。

栃木に転勤したことが、走ることを本格的に再開するきっかけにもなりました。

大きく動いた2年間

栃木県の病院に転勤しましたが、その病院は駅から4キロほど離れた場所にありました。「片道4キロなら、着替えを背負っても走って往復出来るんじゃないか？」と思い立ちました。

着替えを入れた重い荷物を背負い、自宅から最寄り駅までも走ったので、往復で毎日12～13キロを走りました。

大学を卒業してから6年間、あまり走れていない時期が続いたので体力は落ちており、ゆっくり走っていても最初はかなり疲れ、休みながら走っていました。

それでも毎日続けていると、徐々に走れるようになってきました。余力が出来ると、ちょっとペースを上げてみたり、電車の時間を計算して遠回りして多く走ってみたり、通勤しながら負荷の高い練習をして、走力が戻って来るのを実感しました。

業務自体も前の病院時代より軽くなり、毎月のように大きく体調を崩すことはなくなりました。体重は変わりませんでしたが、筋肉がついて脂肪が落ちたので一時の病的なやせ状態からは脱していました。しかし、胃の不調は続き、食欲にはムラがありました。また、胃の不調と共に時々異様な倦怠感に襲われ、いくら寝ても疲れが取れないと自覚する日も増えていました。

通勤ランを始めた翌年からフルマラソンの大会に参加するようになりました。最初の大会こそ低体温で途中棄権しましたが、3か月後には2時間57分で走ることが出来ました。

しかし、私の兄が遙かに速くフルマラソンを走っていることもあってこの記録には全く満足出来ず、「もっと練習しないとダメだ。こんなタイムでは話にならない。」と自分を追い込むばかりでした。

前の職場よりも業務が軽いと言っても毎週泊まり込みの勤務はありますし、通常業務の合間を縫って開業準備もしていたので忙しい生活ではありました。

また、この間には大きな出来事がありました。2010年3月に、闘病生活を送っていた母親が亡くなったのです。

実家とは絶縁状態が続きましたが、2010年に入ってからは両親と少し電話で話すことが出来るようになっていました。お互いによそよそしくぎこちない会話で、短時間しか続きませんでしたが、それでも話せるようになったのは大きな進歩でした。

3月に入ってからは母親が会話を出来ない状態となり、自宅で父親が介護をしている状況でした。久々に実家を訪れると、母親は意識が混濁して会話が出来ず、時折うわごとのように言葉を発していました。

「久しぶりに会えたのに、もう2度と母と話すことは出来ない。自分が反抗して意地を張ったからだ。」と自分を責めました。ずっと滞在していたかったのですが、長時間私と一緒にいることで父親の病状が悪くなるのではないかという不安もありました。普通に会話はしているもののどこか緊張感がありました。長く滞在すれば、せっかく落ち着いている父親が私のせいで悪くなってしまうかもと考えて、1泊だけで自宅に戻りました。

自宅に戻った夜に兄から母が危篤だと電話があり、翌朝再度実家に向かいました。今度は兄達も一緒なので父親の調子が崩れる心配は少ない、と安心感がありました。

前夜の電話の様子では朝までもたないかも、と感じていましたが、私たちが実家に着く昼過ぎまで母親は生きていました。そして、私たちが到着するのを待っていたかのように息を引き取りました。

結局、私は両親との関係を完全には修復することなく、親孝行らしいことは出来ませんでした。母親が亡くなる前に俳句を詠んでおり、亡くなってから母親の句集を父親がまとめてくれました。その句を見ると、私と絶縁状態になっても母親が私のことを気にかけてくれていることが痛いほど分かりました。

それなのに私は、そんな母親の気持ちを分からず、ただ反発して、関係を断って、感謝の気持ちを伝えることもなく終わってしまったことを強く後悔しました。

母の葬儀が終わると、また日常に戻ります。相変わらず胃の不調は続き、時折異様な倦怠感に襲われ、疲れが取れない日はありますが、開業の準備をして、走ることも続けて、比較的平穏な日々が続いているかのように感じていました。

しかし、平穏な日々は突如乱れました。

4回目のうつ病

２０１０年11月末になって、突然眠れなくなりました。それまではいくら寝ても疲れが取れない状態だったのに、今度は一睡も出来ません。

12月頭にフルマラソンの大会に出る予定だったので、最初は「もしかしてまた中学生の時みたいに緊張しすぎているのかな?大会が終われば落ち着くだろう。」と思っていました。

ただ、そこまで緊張するはずがないのに、という違和感もありました。吐き気や食欲低下もありましたが、走れないほどではないため大会に出場しました。眠れない、食欲もない状態でしたから最初から体が動かず、それでもやめる決断が出来ず3時間11分かかって、何とか完走しました。

大会が終われば眠れるようになる、そう思っていたのですが、その後も眠れない日が続きます。走った後の筋肉痛が一旦落ち着きましたが、数日後に再度全身の異様な筋肉痛が出て来て、何日経っても回復しません。食欲低下や吐き気も続き、倦怠感が強くなりました。

診療をしていても上の空で、話が頭に入ってこず、頭が働いていません。夜は横になっても一睡も出来ず、少し寝ても悪夢で目が覚め、体が常に緊張している状態でした。


12月中旬からは仕事に行けず、家で寝ているしか出来ませんでした。少し前までは長い時間走っていたのに、走ることなど到底出来なくなっていました。

2011年2月には子供の頃からテレビで観ていた大会に初参加する予定で、それを楽しみに練習をしてきました。しかし、それどころではなくなりました。

走るどころか、家から外に出ること、入浴すること、着替えることさえとても困難な作業になりました。冬場とはいえ汗もかきます。着替えず入浴もしないと不潔であると分かっているのに、体が動きません。

「とにかく眠りたい。」と自宅近くの病院を受診し、睡眠薬と抗不安薬を処方されました。「これで眠れる。」と思ったのですが、薬が全く効かず眠れません。

私の職場までどうにか出勤して、医師に相談しました。そこで睡眠薬等を処方されたのですが、それでも眠れません。

食事は摂れないし、気分も落ち込んで生きているのがつらくなりました。さらには薬の副作用にも苦しみました。

「アカシジア」と呼ばれる副作用があるのですが、この副作用が出ると体がムズムズしてじっとしていられなくなります。ただでさえ死にたい気持ちがあるところにアカシジアが加わってソワソワと落ち着かず、自殺をして楽になりたいと考えました。

自分の持ち物の多くを処分しました。あれこれと処分をしている時だけは気持ちが晴れやかで、スムーズに動くことが出来ました。

そして何度も自殺のタイミングを計りましたが、あと一歩が踏み出せないまま日にちが過ぎました。

薬を変えることでアカシジアは消えましたが、眠れず食欲もなく、気分は沈んで倦怠感も強く、死にたい気持ちが強い状況は続きました。

どうにか仕事には行き、時々入ってくる開業の打ち合わせにもどうにか顔を出していました。しかし、改善する希望は持てず、なかなか踏み切れませんがいつ自殺してもおかしくない状況でした。

２０１１年1月末からは再び仕事を休みました。「4月1日から開業なんて絶対無理だよ。」そう思いましたが、その思いとは別に周りの方々が動いて下さり、着々と準備は進みます。整わないのは私の調子のみでした。

それでも2月に入ると、薬を服用していて眠れて食欲もあって調子が良い日が数日続くこともありました。

その時には、「今度こそ治るのではないか！」と少し明るい気持ちになりました。しかし、その後に再び全く眠れず気分は落ち込みます。「良くなるかも。」と期待しただけに反動は大きく、もう治らないのではと絶望しました。

その度に医師に訴えて薬を変更していました。本来は抗うつ薬の効果というものは時間をかけてゆっくりと出てくるので、やたらと変更すると効果があるかないか判断出来ず、結果的に回復が遅れることが多いと分かっていても、つらい状態を1日たりとも耐えることが苦しくて待てませんでした。

依然として病状が落ち着かない最中、２０１１年3月11日には東日本大震災が発生しました。

「多くの方が被災して亡くなった。生きるべき人が亡くなっていて、何で自分みたいな役に立たない人間が生きているんだ。情けない。」そう思って自分を責めていました。眠れず体が怠く、食欲がない状態は続きました。１日たりとも生きている自信がない、そんな状態でした。

電車の間引き運転や計画停電などもあり、開業も延期した方が良いのではないかという話が出ましたが、何も決断出来ないまま、２０１１年４月１日に北本心ノ診療所を開院しました。

そして回復へ

２０１１年4月1日、うつ状態が改善しないまま北本心ノ診療所を開院しました。周囲の方々は皆「おめでとう！」と言って下さるのですが、「この状況でいつまで続くか。明日にもダメになるかもしれない。」と不安でした。

死にたい気持ちは徐々に薄れていたので改善はしていたのでしょうが、やはり眠れなくて食事が喉を通らない状態は続いていました。

うつ病が再発する前に55kgだった体重は、3か月の間に62kgまで増えていました。食事量はかなり減りましたが、運動を出来ていないことや薬の副作用での体重増加でした。

開業してしばらくは患者さんが少なく、何もしないでぼんやりする時間が多くありました。1月末から仕事をしていなかったこと、そしてこのように4月以降も忙しくなかったことが結果的には良い休養となったようでした。

また、薬もようやく効果を発揮し始めて、２０１１年8月頃からは気分と食欲も安定してきました。「前みたいに、数日良くて油断して急に悪くなるのではないか。」という不安はあり、実際に調子を崩すこともありましたが、徐々にその不安も減ってきました。

まだ回復途中の6月ごろになって何気なく走ることを再開しました。と言っても、最初からスムーズに走れたわけではありません。

「走ろうと思ったけど、外は暑そうだからやめておこう。」「着替えてはみたけど、やっぱり外に出たくない。」「外に出て走ってみたけど、すぐ疲れて体が動かない。」などと、中々走り出せませんでした。

「1分しか走れなかった。」「5分しか走れなかった。」「前はもっと速く走れていた。」などと、走りに行っても落ち込むことのほうが多かったです。

なぜ走ることを再開したのかはっきり思い出せませんが、運動療法という目的ではなかったことは確かです。

「体重も増えたし、体を動かした方が良いかな。」という程度かもしれません。

前はもっと走れていたのに、半年くらいでこんなにも走れなくなるのか、と落胆していましたが、私の友人からの言葉で心に響いたことがありました。

「5分しか走れなかった。」と暗い気持ちで伝えたところ、その友人は「5分も走れたの？前は外に出てすぐ引き替えしていたじゃん。段々走れているね。」と返しました。

そう言われて、「確かにそうだ。」と妙に納得しました。フルマラソンを走っていた自分からしたら、5分なんて走ったうちに入らないのかもしれないけど、着替えることも出来なかった自分からしたら、5分でも大きな変化です。

それからは、前にどれだけ走れたかはなるべく考えないようにしました。まず1分、それが出来たらもう1分、と目標を出来るだけ低くして、出来る範囲内で走ることを考えようと心がけました。

抗うつ薬と睡眠薬の服用はずっと続いていました。少しでも効かないと私が耐えられずに、処方をすぐに変えていました。しかし、結局一番効果があったのは、2011年1月に服用を開始した薬でした。色々と変えてみた結果、最初に飲んでいたのを飲み続けるのが実は一番効果があったのです。

心の病気の薬物治療では良くある話です。効果が出るまではじっくり待つということとを頭では分かっていても、実際に体験すると想像を絶する苦しさでした。

この苦しさを理解することなく、待つ必要があると無責任に説明していた自分を反省しました。

「自分だって苦しすぎて待てなかったのに、簡単に待てと言えるものではない。ただ、待てなかった結果回復が遅れた経験もしたからこそ、待つことの大切さは実感を込めて伝えないといけない。」そう理解しました。

とはいっても、順調に回復したわけではありません。2012年3月頃までは眠れなくなったり、だるさや不安、焦りが強くなったりと不安定でした。患者さんが徐々に増えていましたが、「やっぱり仕事を続けるのは無理かも。」「生き続ける自信がない。」そう思うことも度々ありました。


そんな中ですが、2011年11月になって一つの目標を私は立てました。

2011年2月に目標にしていたけど出られなかった、テレビ放映されるマラソン大会に2012年2月に参加することでした。この大会は当時、過去2年以内に3時間を切ってフルマラソンを完走している人は無条件に参加出来ました。

うつ病が再発する前に出した2時間57分のタイムが、２０１２年2月の大会の参加資格をギリギリ満たしていることに気付いたのです。

大会に参加するなどと到底考えられないような練習量でしたが、私は参加を決めて申し込みました。完走しようとか、タイムを出したいとかは考えられませんでした。ただ、「子供の頃からすごい選手が出ているのをテレビで観ていた大会に私も参加出来るチャンスはこれが最後なので、記念に参加したい。スタートさえ出来たら、後はどうなっても良い。」そんな気持ちでした。

２０１２年1月には3キロの大会に参加しました。うつ病再発前よりも1分30秒以上遅いタイムでしたが、とにかく大会に復帰出来たことが嬉しくてタイムの悪さは気にしませんでした。

そして迎えた2月のフルマラソンでは、20キロ過ぎから苦しくなって、30キロ以降は体の自由が利かず歩きたくなりました。それでも、テレビで観ていた大会を自分が走っている。そんな高揚感がありました。苦しみ抜きましたが、2時間59分と、当時の練習内容からすると充分すぎる結果でした。

やっと得られた心の安定と、新たな不調

走ることはその後も継続し、２０１３年2月にはフルマラソンで2時間49分を出しました。その後は足の故障を繰り返して練習が積めなくなりましたが、２０１８年2月に2時間48分と、少しですが記録を伸ばすことが出来ました。

中学時代からあれだけ苦しんでいた、走ると吐きそうになるという恐怖心はなくなりました。100キロのウルトラマラソンにも挑戦し、タイムは悪いものの完走しています。

２０１８年以降は仕事が多忙となりましたが、練習量を減らしつつも走ることは続けています。また時間が出来たら、記録更新のために練習をしっかりしたいと考えています。

倦怠感、不安感、意欲低下が強くなることは時々ありますが、死にたいと強く考えることは滅多になくなりました。

うつ病が回復していない時には、眠れないことに対して非常に神経過敏でした。1日でも眠りが浅い、寝付けない日があると、「また悪くなるのではないか。」と不安が

強くなっていました。

現在は眠れなくても「今日だけだろう。」「眠れる時に眠れば良いか。」と考えて過剰に不安に思うことはなくなりました。減薬のペースが早すぎると頭が重く、ソワソワと落ち着かない感覚も出るなど、まだまだ油断することは出来ませんが、一番多く服用していた頃と比較すると薬の服用量は減りました。

ただ、4回目のうつ病になってから、体に大きな問題が生じました。元々お菓子類は好きで人より多く食べていましたが、夜遅くになってやたらとお菓子を食べたくなりました。

眠れないと我慢出来ずに毎晩のようにお菓子を食べてしまい、満腹になるとやっと寝るというのが習慣付いてしまいました。夕食は普通に食べて、その後少ししてから、お腹が空いているわけではないのにお菓子を食べ出してしまいます。食べ出すと止まらなくなり、計算すると毎晩寝る直前になんと2000キロカロリー以上もお菓子を食べていました。

走ることで月400~600キロも走っているからカロリーは消費できるだろうと甘く考えていたのですが、手足は細いのにお腹周りだけ太くなり、体重が増えました。お菓子をやめると少し減るのですが、我慢出来ずに食べてしまうとまた増えます。

体重が増えるだけではなく、２０１４年以降特に顕著となりましたが、お菓子を少し食べると急に汗が出て心臓がドキドキして息苦しくなり、吐き気がして吐いてしまいます。この発作が最初は1時間以内で落ち着いていたのが、段々症状が悪化してひどい時には24時間以上も続くようになりました。発作が起きると全身の筋肉痛や倦怠感が生じて、回復に1週間程かかります。お菓子を食べ続けて血糖のコントロールがうまく出来なくなり、この苦しい発作が頻繁に起きていました。

お菓子を少し食べるだけなら大丈夫だと思っても、完全に依存しているようで食べ出すと歯止めが利かずエンドレスで食べ続けてしまいます。対策としては結局お菓子をやめるほかないようです。

あれだけ好きだったものを食べられないのは少し寂しいですが、発作の苦しさを思い出して我慢しています。とは言ってもつい食べてしまって、発作が出て後悔することが今でもありますが。

ようやく始めた振り返り

２０１４年以降は精神的に随分安定しましたが、自分のこれまでを振り返ることが出来るようになったのは２０１６年頃からでした。最初に心の病を発症したのが中学1年生の時ですから、25年かかって、ようやく過去を受け入れたのです。

それまでは、自分の苦しい体験を思い出そうとするととてもツラく感じたり、「また悪くなったらどうしよう。」と不安が強くなるので思い出すことが出来ませんでした。

4回うつ病を繰り返している中で、時には死にたい気持ちが強まり、一歩間違えたら死んでいる、そんな状態に何度もなりました。死んだら残された家族がショックを受ける、命を大事にしないといけない、そんなことは分かっていても、それよりはるかに大きな力によって「死」に引き寄せられました。

もし今後5回目のうつ病が起きたら、今度こそは死にたい気持ちに逆らえず自殺を成功させてしまうかもしれない、そう感じました。再発させないためには、うつ病になりやすい要因を少しでも減らして行く必要があります。

ここまで私が自分の生い立ちや病歴を長々と振り返ってきたのは、心の病気は誰しも経験すること、精神科医でも例外ではないことをより具体的に知って頂きたいという思いからです。

私は子供の頃から自分に自信がなく、ことあるごとに自分のことを否定しました。高校時代に模擬試験で全国1位を取った時ですら、自分のことを高く評価することが出来ませんでした。おそらく、仮に何かで世界1位になったとしても、当時の私は「まぐれだ。すぐに転げ落ちて、周りから馬鹿にされる。」などと考えて自信に出来なかったと思います。それくらい、何をやってもダメなヤツだと自分を卑下していました。

今でもその考えが根本から変わることはありません。何かあると「やっぱり自分は何をやってもダメだな。」とすぐ考えて自分を責めてしまいます。

この考えが絶対的に悪いものだと否定する気持ちはありません。ダメだと思うからこそ、もっと頑張らなきゃと思う力にもなってきました。高校時代に模擬試験で全国1位になったこと、東京大学理科3類に現役合格したことは、自分をダメなヤツと否定するその自信のなさが生んだものと考えています。

また、視野が狭くなり何かに度を超えて熱中することも私の特徴の一つです。子供の頃は陸上競技で生きることだけを考えてそれを生きる支えにして、中学受験、大学受験でも勉強だけに集中して結果を出しました。医師になってからも過度に集中して自分を追い込み、人並み以上に頑張れました。これも生まれつき持っているもので、治せるものではないと思います。

自分に自信がなく自分を否定すること、視野が狭く過剰なほど集中できることが私の頑張りの源である一方で、うつ病になった原因の一つでもあります。ですから、「治せないものは仕方ない！」と開き直るのではなく何か変える必要はあります。かといって、自信を持てとか集中しすぎるなとか、いきなり言われても変えられるものではありません。

そういった特徴を踏まえて、私がうつ病再発防止のために何に気をつけているのか、お話していきたいと思います。

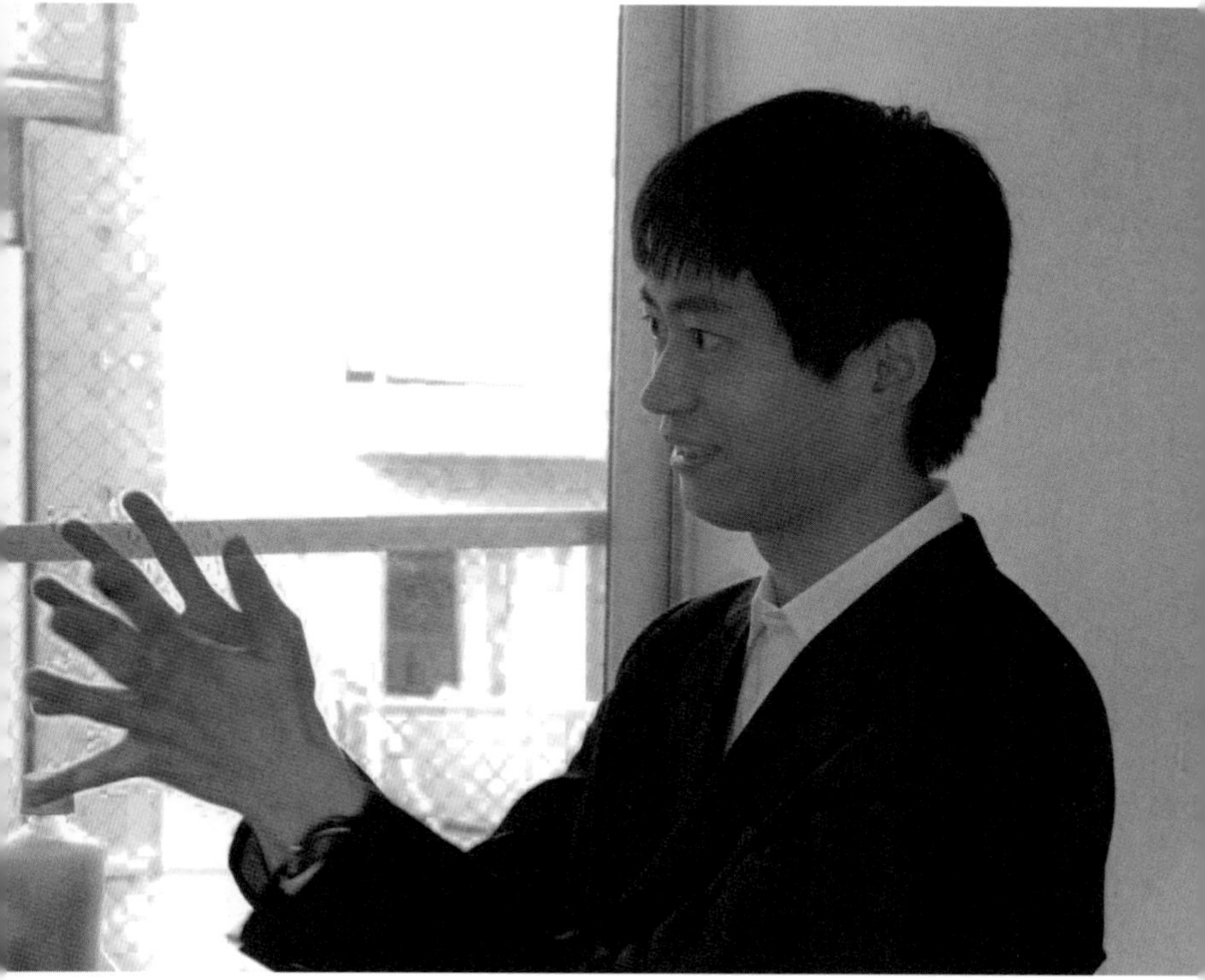

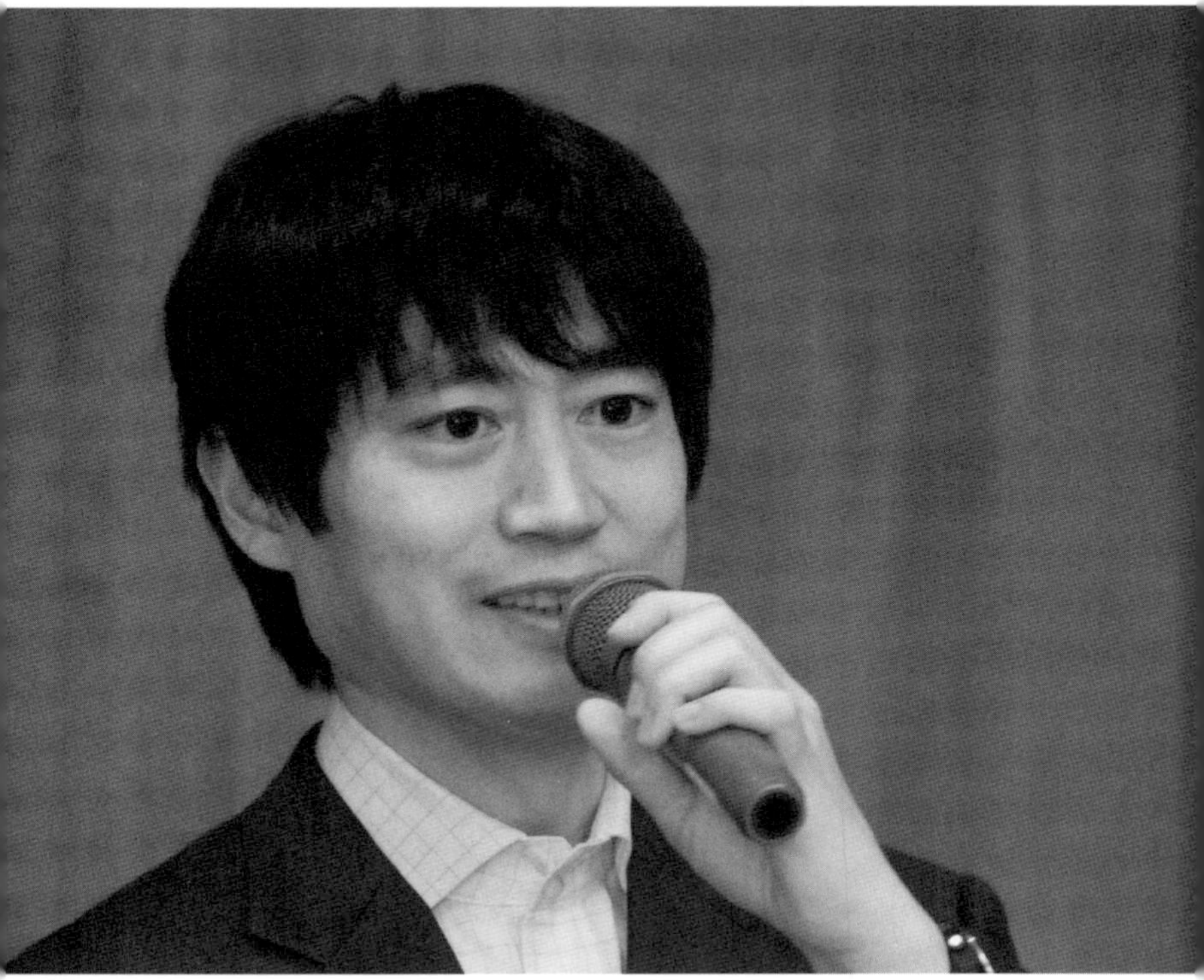

第三章　あなたらしい走り方
～こころの病と向き合ういくつかの方法～

自分の出来ていること、出来そうなことを把握する

うつ病から回復して、再発しないために私が気をつけていることの一つが、「何をやってもダメな自分でも出来ていることは何か?出来そうなことは何か?を探して見える形にすること」です。

多くの方が既に試みていることかもしれませんが、私が日々意識したことは、「今のダメな自分でも出来ていること、頑張ったら出来そうなことは何か。」と自分に問いかけて、それを具体的に見つけ出すことでした。

最初は「頑張っていることなんて何もないよ!」「こんなの出来たって、出来たうちに入らないよ!」とくじけそうになっていました。

そこで私が完全にくじけなかったのは、既に紹介しましたが、以前にかけられた友人の言葉があったからです。

「5分しか走れなかった。」とうつ病を経験して走れなくなったダメな自分の状態を友人に伝えたところ、その友人は「5分も走れたの?前は外に出てすぐ引き替えして

いたじゃん。段々走れているね。」と言ってくれました。

半年前はもっと走れていたのに、こんなにも走れなくなるのか、と落胆している私の心にはずっと残りました。その時の友人と同じように、「寝たきりの私しか知らないもう一人の『私』だったらどんな言葉をかけてくれるかな?」そう想像して、どんな些細なことでも良いから、今の時点で出来ていることを探して書き出し、もうちょっと頑張れば出来そうなことも書き出しました。

極力目線を低くして出来ていることを見つけ出し、頑張れば出来そうな低いハードルを設定しました。そして低いハードルを設定して、それをクリア出来たら「出来て当たり前」ではなくて「ちゃんと超えられた」ことを意識するようにしました。

もちろん、周囲の出来ている人のことは嫌でも目に入ります。「そんなことも出来ないの?」という声も耳に入ります。そんな時には比べて落ち込んでしまいます。

しかし、最近では落ち込んでうつむいたままではなく、「それでも、私には出来ていることがある。まだこれから出来ることもある。」と言って顔を上げて終われるようになってきました。

「頑張り過ぎない」ことは難しいので

過剰に集中して自分にプレッシャーをかけて追い込み続けて限界を超えてしまうことも、うつ病を繰り返す要因となりました。

「無理をしすぎないようにしましょう。」「程ほどに頑張るようにしましょう。」とはうつ病の方への声かけとしてよくありますが、これは逆効果のこともあります。「そうか、休んで良いんだ。」と安心して休める方もいるので、間違った声かけではないのです。

しかし、私のような自己評価が極端に低い人間の場合、人よりはるかに劣っているのだから、人の何倍も頑張らないといけないという思いが強いのです。

「他に何も取り柄がないのに、さらに頑張ることすら出来ないなんて、生きる価値がない。」と益々落ち込んで自分を責めてしまうことも多いです。頑張るなと言われると、逆にとことんサボってしまうのではないか、そんな不安も強くなります。

また、日常生活や仕事において、頑張ってやらないといけないことは沢山あります。病気だから頑張らなくていい、が通用しないことも多いです。

そういったことから、「頑張り過ぎないようにしよう」と加減するのは私にはあまりにも難しいと感じました。

そこで、「過度に自分を追い込んで頑張ってしまうのは仕方ない。その代わり、無理矢理休養をして緩める期間もセットで作ろう。」と意識するようにしました。

休養することにはものすごい罪悪感があります。「サボってしまった。もっと頑張れたはずなのに。」とマイナスに捉えがちです。しかし、休養をおろそかにして無理を重ねた結果力尽きてしまって、うつ病になったのです。

休養や回復をおろそかにして頑張り続けた結果自分がどうなったのかを思い出して、「休養はその後にまた頑張るために必要なもの。」と強く意識するようにしました。休養をした後にどう頑張るかを具体的にイメージして、少しでも休養中の罪悪感を減らそうとしています。

スマートフォンと人間を同じように考えるのが適切かはさておき、私には一番しっくりくるのがスマートフォンでの例えです。

スマートフォンをずっと操作していると充電がいつか切れます。特に古いスマートフォンは充電が早く切れます。

そうすると充電が必要です。しかし、残念ながら充電器は性能が悪く、充電しながら操作していると充電のペースが遅くなるばかりか、一向に充電されず電源が入りません。

ですから、充電する間はスマートフォンに触れずにそっとしておく必要があります。そっとしておいても充電に時間がかかってしまうのはもどかしいですが、だからといって電源が入るとすぐに操作してしまうとまたすぐ切れて、いつまでもスマートフォンを使うことが出来ません。

「一定の充電が出来たらしっかり使う。そのために今は触らず我慢しよう。」

一生懸命、そう自分に言い聞かせています。

運動との向き合い方を考え直す

繰り返し述べたように、私がうつ病になったきっかけは走ることでした。一流のマラソン選手になることを夢見て、兄を超える選手になる以外に自分の生きる道はないと考えていた当時、私は完璧な練習をして完璧な体調で完璧な結果を出さないといけないと自分を強く縛っていました。

初めての大会で緊張から吐いた時、練習で思い通りに走れなかった時、私より遅かった選手が私をドンドンと追い越していく時、私は「やっぱり自分は何をやってもダメだ。」と自分を責めていました。「ダメな奴なんだから人の何倍も努力を重ねないと。休んでいると周りにもっと遅れを取る。」と自分が休むことに強い罪悪感を覚えていました。

大学時代、精神科医になってからも走っている時にうつ病を再発させたので、運動することが治療や予防に果たして良いのか、自信を持てませんでした。走ること以外の運動は苦手なので、学校の体育が楽しいと思えず、むしろ苦痛に感じることが圧倒的に多かったこともあります。

しかし、運動療法が心の病気の治療に有効だというのは多くの研究で示されています。

また薬を飲むだけで自分のうつ病がどこまで良くなるのか不安を感じていたこと、薬の量が増えて副作用も出ており、薬の調整には限界を感じていました。

そこで、私は運動との向き合い方について振り返って考えてみました。

走ることで褒められてうれしかったはずが、いつのまにか「走ることが自分の唯一の取り柄だから、活躍をして結果を残さないといけない。兄を超えないといけない。」と自分を追い込み続けてプレッシャーをかけていました。その結果うつ病を発症し悪化させていました。

そこで、走ることについても先ほど触れた「自分が出来ていること、出来そうなことを見つけ出す」「頑張って追い込んだ後は緩めて回復の時間も一緒に作る」ことを心掛けました。

走っていていつも調子良く走れるとは限りません。思うように体が動かず、予定していたスピードが出せない、予定していた距離を走れないことは度々あります。

そこで「こんな走りしかできないのか。」と落ち込むのですが、落ち込むだけで終わらず、「今の調子だと予定より遅いペースでしか走れなさそうだけど、予定より1キロあたり15秒遅いペースで頑張れたら合格だな。」「ペースは気にしないで、粘れるだけ粘ってゴールまでたどり着けば今日は充分頑張った。」というように目標を修正し、出来そうな目標を立て直しています。そして無事ゴールにたどり着いたら、「調子が悪くボロボロな中で良く走り切った。」と出来たことについて評価するよう心掛けています。もちろん、予定より遅かったというショックはありますが、ただ落ち込んで終わることが無いようにしています。

2017年の東京マラソンで、私は体調が不十分な中スタートして途中で大きく調子を崩し、6時間39分かかって何とかゴールしました。その3週間前にも同じような体調の中で粘って2時間53分で走っているので、7時間の制限時間ぎりぎりでのゴールは非常にショックを受けました。

しかし、その時のレース前半でまともに走れなくなった私は、「タイムは悪くても、倒れたり制限時間に引っかからない限りはゴールを目指す。」ことを目標として掲げて、その通り制限時間内にゴールをしました。「ダメだった。」と落ち込むだけでなく、「調子が悪い中で自分の出来ることをやった。目標を切り替えて完走した。」と前を向くことが出来ました。ゴールした後、「来年には2時間50分以内で完走する。」と目標を決めて、その通りに2時間48分でゴールできました。いつもそんなにうまくは行かないですが、1回でも出来たことは大きな支えになっています。

私は「走ることで結果を残せなかった才能のない自分が強くなるには、とにかく練習を人の何倍も頑張らないといけない。」という思いが今でも非常に強いです。疲れたりケガをしていても無理に走り、それで心身の調子を悪化させたことが何度もありました。どんなに調子が悪くて、客観的に見ると練習を休んだ方が良い状態でも、「ただのズル休みじゃないか?本当は走れたんじゃないか?」「こうして休んでいる間に周りは練習をしてもっと強くなって、差をつけられている。」と、自分を責めたり焦ったりしていました。

私のこの考えが根本から改まることはないのですが、それでも、「ここで無理をしたら体調を崩したり、うつがまた出てきそうだ。」「今日休むのは、明日しっかり練習するための準備として。」というように、休む目的を自分に言い聞かせて休むことも出来るようになりました。毎回きちんと休めているわけではないですが、以前よりも計画的に休むことが意識づけされてきたと実感しています。

走ることに対しての考え方を注意していくことで、走ることが私のうつ病改善や再発防止に役立っている、と今では自信を持って言えるようになりました。


ですから、うつの予防や治療に運動を取り入れる時に、「自分のやった運動について日々振り返り、出来ている点、良かった点を探し出してみましょう。」とお伝えしています。見つからない場合には、一緒に探すようにしています。

悪かった点を見てはいけないということではありません。悪い部分ばかり最初は目につくかもしれません。悪い部分を見ることで次は改善出来るように頑張ろう、という力にもなるので、悪い部分を見ることは大切です。しかし、悪い部分ばかり見続けていると、運動することが大きなストレスとしてのしかかります。どんなに小さなことでも良いです。悪いなりに出来たことは必ず見つかります。

私は、「今日は面倒だからサボっちゃうかな、と思ったけど、気を取り直して少しだけ走った。」という些細なことでも、出来たこととしてとらえるようにしています。

走る時には常時心拍数を測れる時計をつけているのですが、「平均心拍数を１４０以上に上げることが出来た。」といったことも出来たこととしてとらえています。

些細なことでも良いから出来たことを探そうと思っていると、段々と探しやすくなります。

それでも、頑固な私は頭の中だけで考えても、それを「出来たこと」と意識することが難しかったので、文字にして書いて読むことにしました。

そして、休養についてもただ何となく休むのではなく、休んだことの罪悪感を減らすために自分なりの「休む理由」を考えました。

「体が重い。今日無理に走ると風邪を引きそうだから休む必要がある。」「明日しっかり走るために、今日は休む必要がある。」そう自分に言い聞かせて休んでいます。

そう考え続けていると、あれだけ悩まされていた吐き気から解放されて走れるようになりました。記録を狙って緊張して大会に出ても、厳しい練習をして追い込んでも、精神的に落ち込んだりすることはなくなりました。

仕事で精神的に疲れた時に着替えて走りに行くと、ストレスが軽減して眠りやすくなります。そういう効果を実感出来るようにもなりました。走りすぎて逆に眠れなくなることもあるのですが、「走りすぎて交感神経が活発に働いているから仕方ない。

明日は眠れるだろう。」と考えて、眠れないことを気に病まなくなりました。

走る中で、「他人や過去の良い時の私との比較だけで現状を評価するのではなく、今の私が出来ていることを素直に評価して、少し頑張れば出来そうなことを目の前の目標にして確実に達成する。」ことを意識しやすくなりました。

悪化のサインに敏感になる

走り続けて、自分の出来ていること、少し頑張れば出来そうなことを探して心を落ち着かせて、頑張ったら緩めて力を抜くこともして、以前よりは病状が悪化することは少なくなり、私はかなり安定しました。

しかし、毎日60人以上を診察し、休診日も出張や非常勤の仕事で稼働して、丸１日休むことがなく睡眠時間も充分には確保できない日々が何年も続いているので、調子の波はどうしてもあります。

これまでを振り返ってみると、突然うつ病を発症したのではなく、私の場合は吐き気や食欲低下、体のだるさ、眠気がまず出て、それがしばらく続いた後に不眠や気分の落ち込みなどが出てくることが多いです。

吐き気や食欲低下、だるさ、眠気があっても我慢は出来てしまうので、何も対策をせず放置してきました。それが積み重なってうつ病が再発すると、回復までに時間がかかりますし死にたい気持ちが強くなって、抑えることが難しくなります。

その前の、吐き気や食欲低下、眠気といった危険信号が出ている段階で休むことが出来れば、大きく調子を崩すことなく短期間で回復しやすいのです。

完全に何日も休養することは難しいので、例えば延期できそうな、欠席した方が良いような予定があれば延期や欠席をします。新たな仕事の依頼があった場合、「これ以上は無理だな。」と考えたら断っています。また、調子が悪い時には「予約で来られた患者さんのみ診察して、予約外の方をお断りする」といった形を取ったり、私なりに負荷を少しでも減らすようにしています。

すでにお話したように、休むことは罪悪感が強く簡単ではありません。私にどんな事情があっても、私のために時間を作ってくださった方、期待をして依頼をして下さった方に対しては失礼です。予約外で診察をご希望される方には皆急ぎの事情があり、それを断られることは見捨てられた感覚が非常に強まります。

大変申し訳ないと思いつつ、我慢しようと思えば限界を超えても我慢して、平気なふりをしてしまう私の性格を考えると、危険信号が出ている時くらいはその信号を無視しないようにと考えています。

うつ病が再発して通常の診療が出来なくなったり、死にたくなって耐えられず実行してしまうことを回避するため、私の調子を優先しています。

薬を正しく理解する

精神科医として17年勤務しておいて、今更「薬を正しく理解する。」というのはおかしな話ではありますが…。

私は中学時代に市販の風邪薬を一気に飲んでしまったり、大学に入ってからは処方された薬の吐き気や倦怠感の副作用が強すぎて、医師には言わず自己判断で中止しました。そして時々思いだしたように飲んでみては強い副作用でまた飲むのを中止して、ということを繰り返していました。

医師になってからようやく、薬の副作用や効果について知識として深く理解しました。私が4回目にうつ病になった時、今度こそはと医師の処方通りに服用し、副作用についても伝えました。

しかし、知識として理解しているのと実体験では印象が全く違います。

「抗うつ薬は効果が出るまでに時間がかかる。効果が出るまでは頻回に処方を変更するのではなく、一定期間待つ必要がある。」と分かっていても、病状があまりにも苦痛で1日どころか数時間、数十分でも待つことが苦痛でした。

仕事を完全に休んでゆっくりできれば少しは待てたのかもしれませんが、それでも開業のタイミグも迫っていたのでのんびり待つ余裕はなかったと思います。待てずに医師にお願いをして、何度か変えてもらいました。変えた結果、一時的に症状が落ち着くことはあってもまた悪化することを繰り返していました。

結局一番効果があったのは、最初に服用していた抗うつ薬でした。仮に抗うつ薬を最初のまま変えずに服用していたら、もっと改善が早かったのかもしれません。変えていなくても効くまでに同じくらい長い時間がかかった可能性もあるのですが、途中で変える必要性がなかったことは確かです。

効果が出るまでじっと待たなければいけないことのツラさと共に、効果が出るまで待つことの大切さも実感しました。診療で患者さんに説明する際には、私の体験したことを強く意識しながら、実感を込めて伝えるようになりました。

また、薬の副作用が人によっては強く出ることは知識として、あるいは診療の中で知っているつもりでしたが、死にたい気持ちがより強まるような重い副作用を経験して、改めて薬の怖さを思い知りました。

体がムズムズしてじっとしていられない症状が出て耐えられなくなり、高所などからすぐにでも飛び降りたいような気持ちになりました。飛び降りそうになりましたが、実行しようとしたその時に他の人に声をかけられたりして思いとどまりました。

その薬は決して特殊なものではなく、多くの方が大きな副作用を感じることなく服用しているありふれたものです。依存性の高いものでもありません。また、私が服用した量も決して多かったわけではなく、もっと増やした方が効きやすいのでは、と思うような少量でした。最初は副作用だと気付かず、うつ病の症状が悪化して死にたい気持ちが強まったのかと思いました。

しかし、もしかしてと思ってその薬を中止したら、死にたい気持ちはありますがじっとしていられない、すぐにでも飛び降りたい切迫感は減りました。

副作用を気にしすぎて少ない量をダラダラ服用し続けるのも実際には良くないのですが、処方する際に、私が体験した副作用の苦しさを思い出すようにします。

精神科で扱う薬に関しては否定的な意見も多くあります。話を聞かない医者が薬漬けにして楽をするためのもの、危険なもので飲んだら余計に悪くなる、などと言われることもあります。

薬の処方の仕方について、私たち精神科医はまだまだ気をつけていかないといけません。必要以上に多くの薬を、「患者さんが希望するから。」と言い訳して処方していないか。増やすことは積極的でも、減らせる薬があるかどうかについては充分考えていないのではないか。反省して改善する点はあります。

ただ、薬は危険だからどんな症状でも一切飲むべきではないという極端な考えには私は医師としてだけではなく一人の患者としても賛同出来ません。

合う薬があったからこそ、私のうつ病は改善し、死にたい気持ちに完全には流されずに、こうして生きていられると実感しています。今も薬は服用していますが、完全になくすと何かの拍子にまたうつ病が悪化して、今度は死にたい気持ちに抗えないかもしれません。そうならないために、いつまでなのか分かりませんが薬の服用を続けます。

ただ、副作用から命を落とす可能性も実感したので、病状が崩れない範囲で少しでも減らせる薬があれば慎重に減らしています。

また、薬を飲んでいるからもう後は何も気にしなくても大丈夫、とも思いません。薬を飲むだけでは私のうつ病はコントロール出来ないと感じていました。

薬を使いつつも、何かプラスアルファのことをしていかないとまた再発するだろうと考え、そのプラスアルファとして私に合うとたどり着いたのが、最初にうつ病になるきっかけでもあった走ることでした。

私がこれから進む道

たまたま近隣の市で勤務をしていた関係で、もともと縁もゆかりもなかった埼玉県北本市にて２０１１年4月に北本心ノ診療所を開業して、もうすぐ10年になります。

開業の柱として、私は、「地域精神科医療の窓口になること」「スポーツ選手の診療に力を入れること」の2つを掲げました。

現在は1日60人くらいの患者さんを毎日診察し、休診日には市内や近隣にも出向いて相談業務などを行い、この地域の精神科医療の窓口としてだいぶ認知されつつあるのではないかと感じています。

その一方で、診察室内で出来ることには限りがあるとも強く感じています。

どれだけ丁寧に診察しても、当たり前ですが患者さんは1日の大半の時間を診察室外で過ごします。来院する患者さんの診察をすることはもちろん大切ですが、心の病気の予防、治療のためには診察室にこもっていてばかりではいけません。積極的に外に出て、より多くの患者さんの日常に触れていくことを心がけていきたいと思います。

また、私のような精神科医が外に出て行くことで、「精神科は得体のしれない怖い場所」「精神科医は得体のしれないことをしている怪しい人」というマイナスなイメージが少しでも減り、より精神科を身近に感じて相談しやすい場所となるようにしたいとも考えています。精神科が多くの方にとって少しでも明るい場所となればとてもうれしいです。

また、診療所を開院する際に「スポーツ精神外来」を掲げてスポーツ選手のメンタルケアにも取り組んでいます。診療形態については試行錯誤を繰り返しましたが、通常の診療と別枠でメールにて連絡を頂いて予約するというスタイルにしています。ジュニアから社会人、実業団、プロまで幅広く、130人以上のスポーツ選手の診療を行ってきました。

現在はスポーツ選手のメンタルケアにも注目が集まり、だいぶ理解がされるようになったと感じる一方で、私が中学1年生の時に言われたような、「それくらい乗り越えないと。」という言葉で片付けられる状況から進歩していない面もいまだに多いようです。「競技を辞めればいい。」と簡単に言われてしまうことも多いようです。つらい気持ちを改善したくて受診をしたのにそう言われてしまうと、絶望的な気持ちになりますよね。

せっかく才能があるにも関わらず精神的な不調で競技を断念する選手が多いこと、スポーツに対して否定的なイメージを強く持って辞めてしまう選手が多いことは非常にもったいないと思います。せっかく選んだスポーツですから、少しでも長く続けて欲しい、そのスポーツを好きなままでいて人生に活かして欲しい、というのが私の願いです。

スポーツ精神外来を受診する選手は皆、素晴らしい才能を持ち結果も出しているのに、それを自信に変えることが出来ず悩み、精神的な不調に陥っています。診察で話をしていく中で、不調の今でも出来ることを探していくこと、出来ることを積み重ねていく作業を一緒にしています。

多くの選手は運動しか出来ない自分を卑下しますが、何気なくやっていること自体が実はすごいのです。

診療所で患者さんと一緒に運動をしている「院内フィットネス講座」を開催しているのですが、そこに現役スポーツ選手や元スポーツ選手を講師としてお呼びすることがあります。選手にとっては普段の練習でやっている何気ない動きであっても、私や患者さんから見ると「え?こんなにもすごいことが出来るの?!」と毎度驚いています。選手達と接して、患者さんは普段の診察では見せないような生き生きとした表情をして、院内では普段見られないような良い動きをしています。スポーツが心の病気の治療に役立っていると実感しています。

スポーツを長く続けていると、引退した時に「社会に通用しない人間」というレッテルを貼られることがあります。

スポーツの世界で生きてきたのですから、生活スタイルや考え方の違いはあっても仕方ありませんが、スポーツに専念してきた時間は決して無駄なことではありません。競技としてやってきた動きは運動療法として心の病気の治療や予防に活かすことが確実に出来ます。また、プレッシャーのかかる中で結果を出すための取り組みは、多くの人の参考になります。

それだけ素晴らしいことをやっているのだと自覚して、競技に取り組んで良いと考えています。

スポーツ選手のメンタルケアをしつつ、スポーツを心の病気の予防や治療に活かすこと。私自身がスポーツをきっかけとしてうつ病を発症し、繰り返して回復する過程でたどり着いた私の役割です。

多くの方と一緒に運動を楽しみながら、皆が心の病気を予防し、発症しても治療が可能な世の中を作っていけたらいいなと思います。

死にたい気持ちは他人事ではない

特に２０２０年の夏以降、新型コロナ禍で心の病気が増えていることが話題となっています。芸能人の方の自殺のニュースも私たちに大きな衝撃を与えています。

この本の始まりは、もしあなたが「死にたい」という言葉を聴いたなら、でした。

誰しもが何かのきっかけで死にたい気持ちを強く抱く可能性があります。今現在心の病気に苦しんでいる方だけでなく、今は何も悩みがない方でも、いつも一緒に楽しく過ごしている方、何の悩みもなく元気そうな方が死にたい気持ちを実は抱えていることもあります。

私自身も、子供の頃から死にたい気持ちを抱えて、その気持ちを抑えきれず何度も実行をしました。周りから見れば何の悩みもなく順調に生きてきたようでも、実際には死にたい気持ちを心の中に持ち続けています。

自分が死にたい気持ちを抱えた時、どこに相談したら良いのか、どこまで話して良いのか、どのように対処したら良いのか、正解がないので悩みます。その結果どこにも相談出来ず、益々苦しくなって回復が遅れることが度々あります。

また、自分の身近な方がそのような気持ちを抱えた時、どこまで聴いて良いのか、どう対応したら良いのか、悩むけど誰にも相談出来ないことも度々あります。

精神科医に相談したら、と言われても、多くの方にとって得体の知れない存在である精神科医に相談して果たして良いのか、躊躇してしまうと思います。

「得体の知れない存在が、心の病気について高所からご高説を垂れている」のと、「一人の人間が、自分自身も心の病気を抱えながらどうにか生き、その中で得られた経験を話している」のでは、伝わり方が違うと思います。

そのため、この本を通して精神科医というものを、得体の知れない存在ではなく一人の人間として知って頂き、より身近に感じて頂きたいと思って私の過去をお話しすることに長くページを使いました。

心の病気を抱える方、周りに心の病気を持つ方がいる方、心の病気に関心のある方に読んで頂き、心の病気の相談先の一つとして、私のような精神科医を加えて頂き、また予防や改善の手段の一つとして運動を加えたいと思って頂けたらとても嬉しく思います。

おわりに　～伴走～

私が「精神科医は診察室の外に出て活動しないと…」と話すと、「診察室で診察することは意味がないのか？」「クリニックをやめてしまう気か？」と驚かれることが多いです。もちろん、そんなことを意図しているわけではありません。

病院に来て、診察室内という空間だからこそ相談できることもたくさんあると思います。心の病気がこの世からなくならない限り、精神科の病院や診察室の重要性もなくならないでしょう。診察室での診療は今後も大事にしていきたいと思っています。

その一方で、最初に話した通り、診察室内で完結することの難しさも強く感じているので、今後は外に出て皆さんの生活に密着した活動も多く行っていきたいとも考えています。

もちろん、私が外に出たところで直接対面できる人数は限られています。そういう意味では、診察室の外に出ても出来ることには限界があります。

それでも、こうして一冊の本という形で読んで頂いたり、ＳＮＳでつながったり、診察室から出てより多くの方に私を知って頂き、関心を持った方と交流する機会を作ることが出来ます。

私は子供の頃からランニングをしていましたが、走ることで自分の人生に希望を見出し、走ることでうつ病になり、走ることでうつ病から回復のきっかけをつかみました。今後も走り続けると思います。走ることが私の人生の隣にずっとあり続けています。

また、心の病気は、消さなきゃいけない、無くさなきゃいけないものではありません。私たちの人生の傍らに常にあるものなので、心の病気は隣にいながら一緒に走っていく存在だと思っています。

そして、私のような精神科医は、心の病気を抱えている人、いつか病気になるのではないかと不安を抱えている人の傍らを、歩調を合わせて一緒に走る存在だと考えています。

そのような思いから、「伴走」という言葉を使いました。

精神科が少しでも身近な場所となり、「相談して良い場所なのだ。」と安心感を持って頂けること。薬の治療も大事だけど、運動をしたり、自分の追い込み方をどう加減するか知ることが心の病気の予防や改善に大事なこと。そして、順調に生きているように見える精神科医も、特別な存在ではなく悩みを抱えてどうにか生きていること。

それがこの本を読んだ方に少しでも伝わりましたら、私にとってこの上ない喜びです。

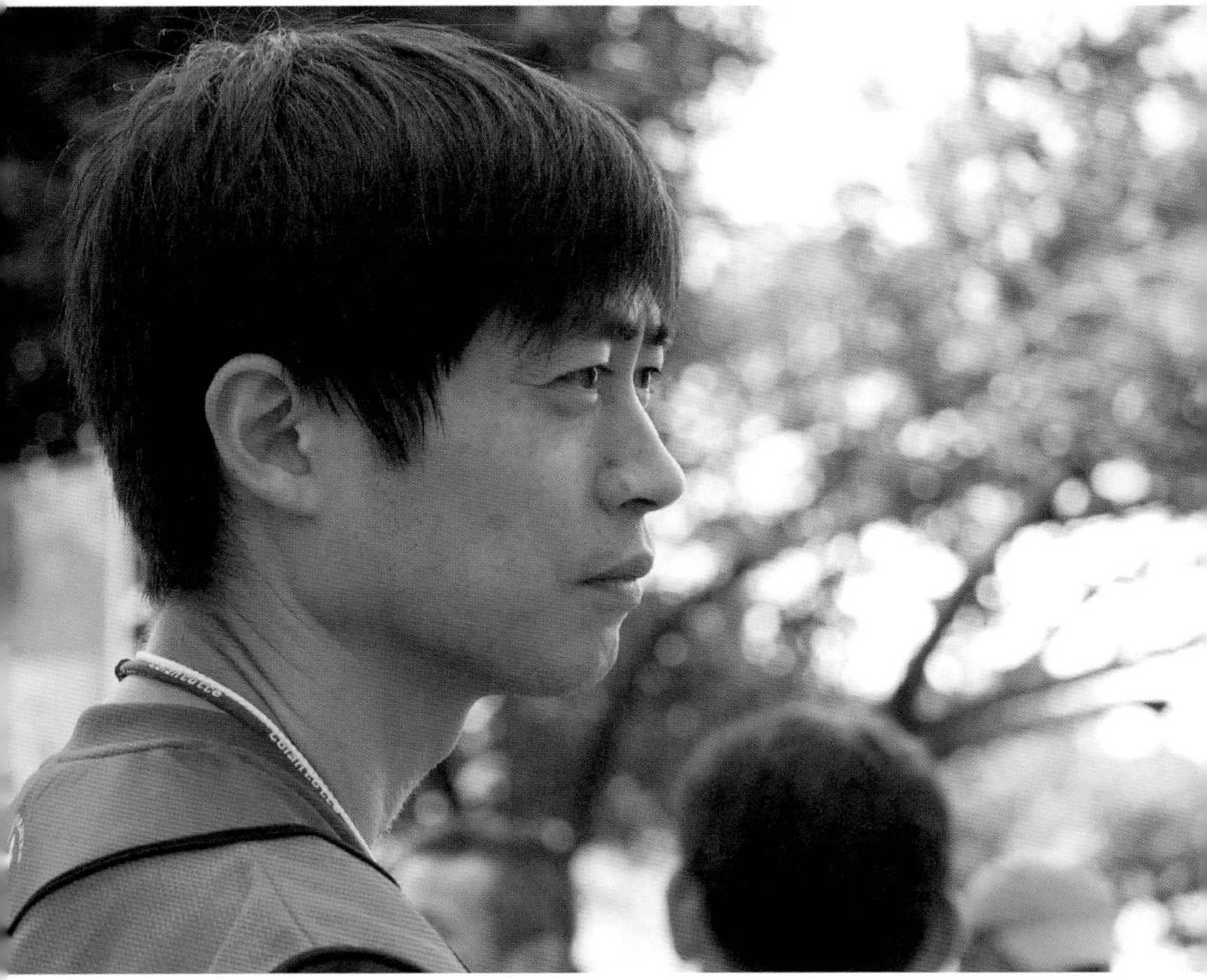

岡本浩之先生の「電子書籍」ご案内

【読者特典】「特性診断30問」が無料！

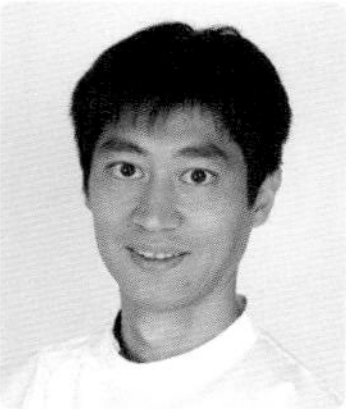

あなたの人生を変える 特性診断30問

岡本浩之先生から応募者全員に診断結果が無料で届きます。

■応募方法

「特性診断30問」簡易診断の QRコードからアクセス。

LINE公式「特性診断30問」でお友達の追加をお願い致します。

❶自分の生活、ビジネスに生かしたい。自分のことが知りたい。ビジネスパーソンにお薦め

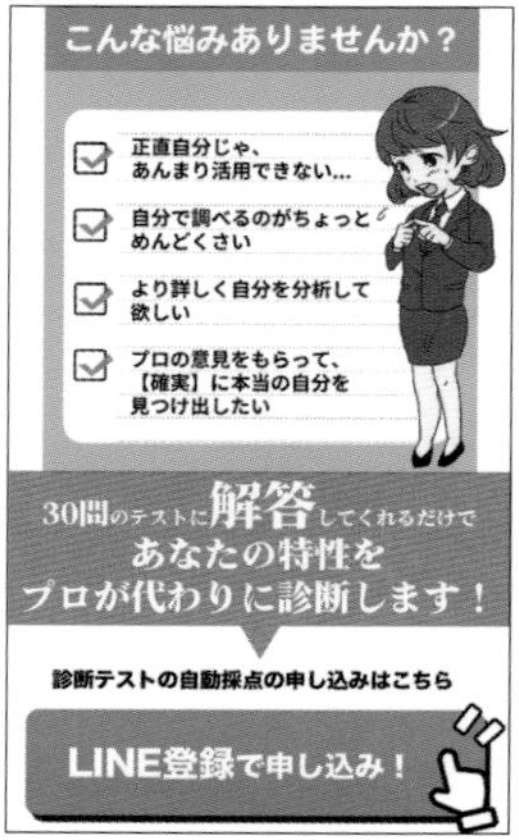

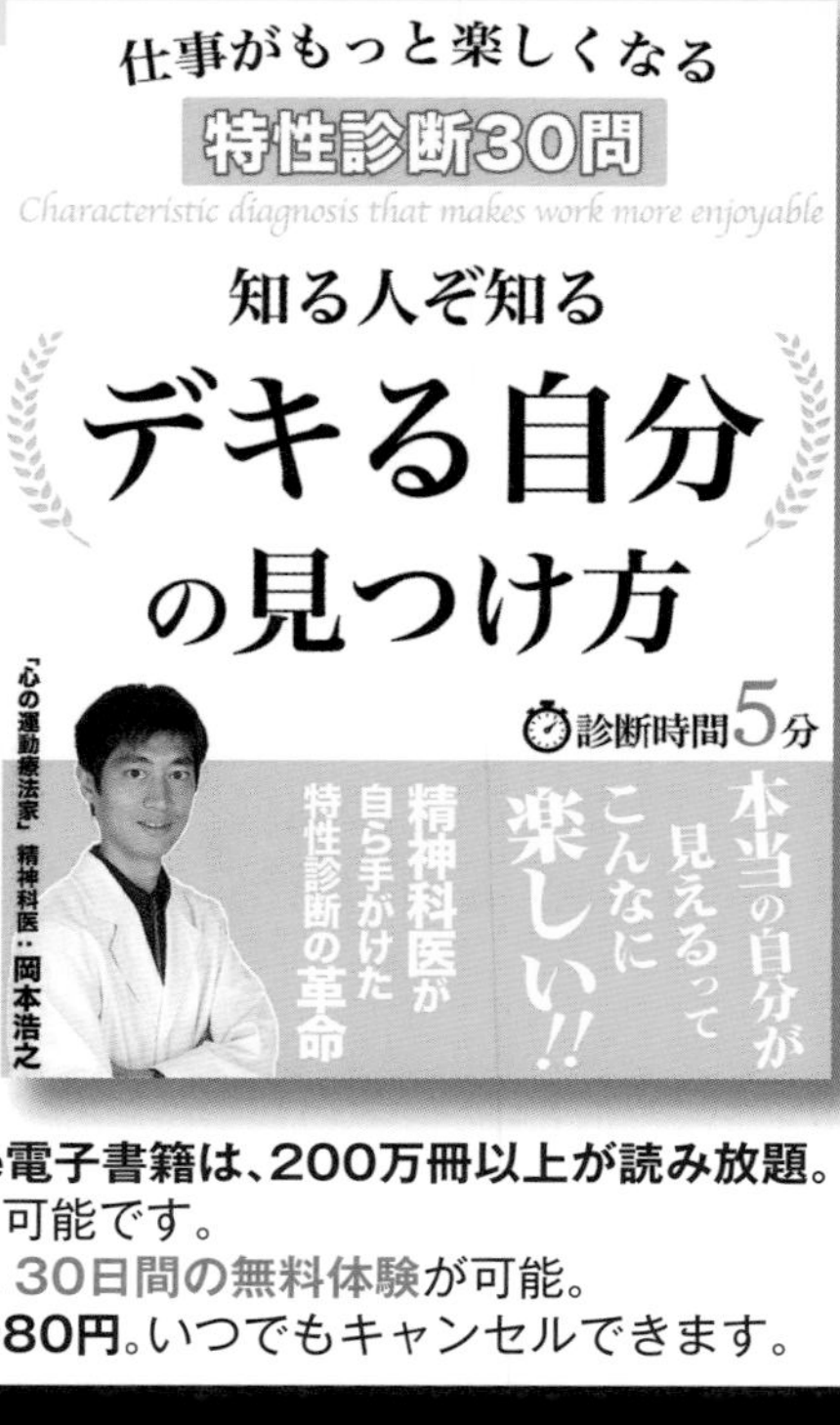

¥ 500 Kindle 価格

Amazonのkindle電子書籍は、200万冊以上が読み放題。
お好きな端末で利用可能です。
初めてご利用の方は 30日間の無料体験が可能。
期間終了後は**月額 980円**。いつでもキャンセルできます。

岡本浩

②これから心理カウンセラーを目指したい方にお薦め

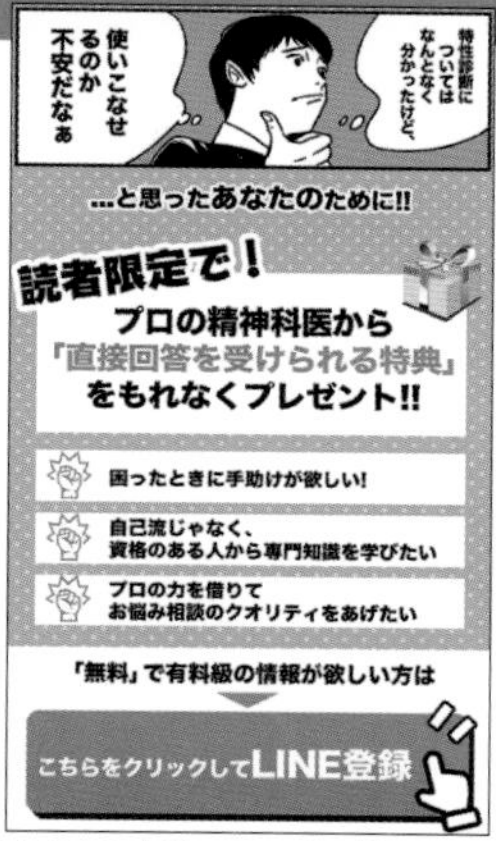

LINE

¥ 500 Kindle 価格

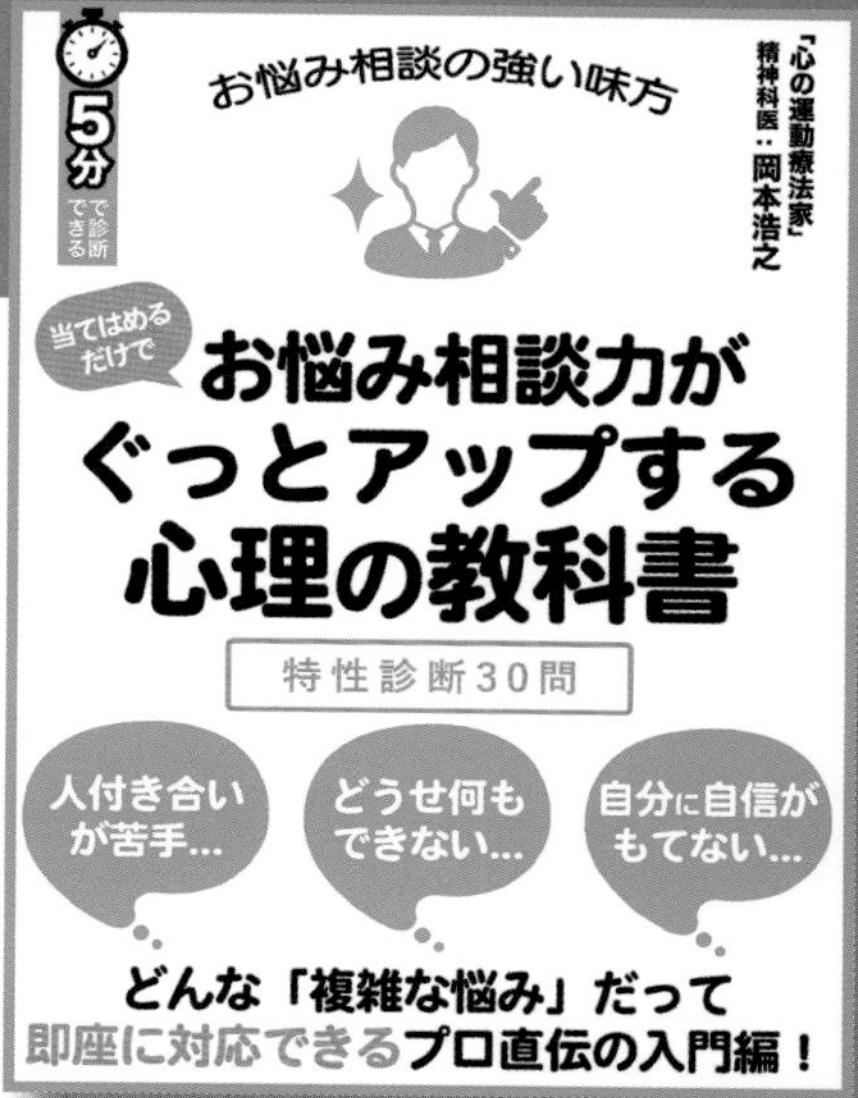

③企業の人事採用担当者様にお薦め

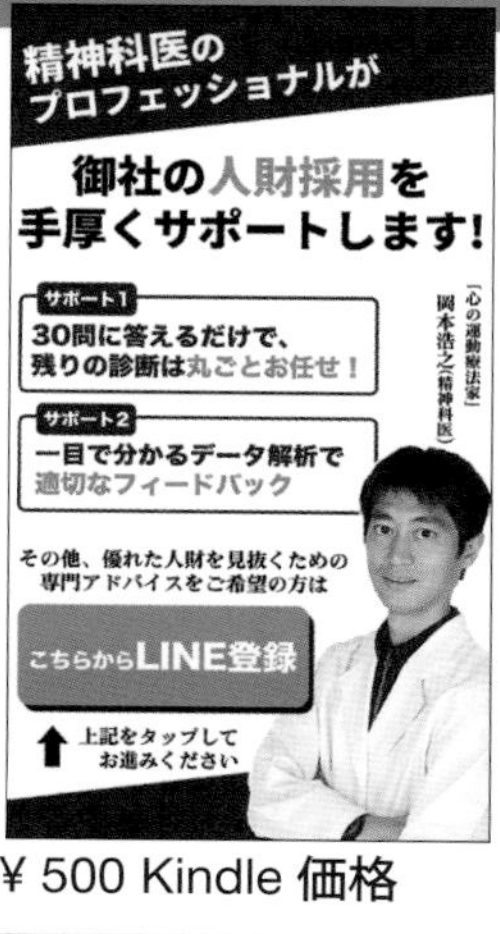

LINE

¥ 500 Kindle 価格

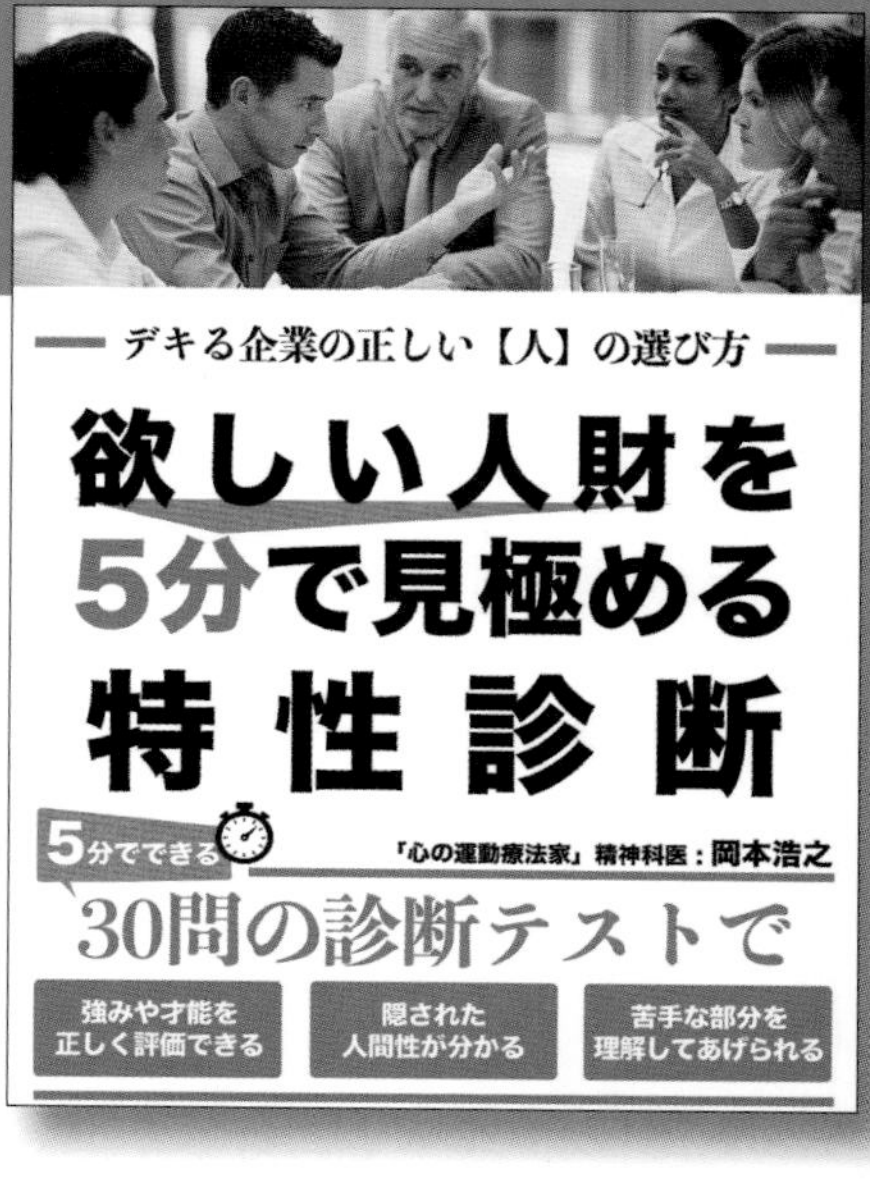

伴走《ばんそう》
～こころの隣に～
うつ病ドクター奮走記

2021年9月28日　初版第1刷発行

著　者　岡本浩之
発行人　松田提樹
発行所　株式会社クリエイティブメディア出版
〒135-0064
東京都江東区青海2丁目7-4
The SOHO Odaiba（お台場）821号
e-mail：ebook@creatorsworld.net
企　画　出版大賞実行委員会
編　集　舘野祐一郎
装　幀　開成堂印刷株式会社
印刷・製本　シナノ印刷株式会社
協　力　株式会社パールハーバープロダクション
クリエイターズワールド

ISBN 978-4-904420-27-0